僕の児童精神科外来の覚書

子どもと親とともに考え、悩み、実践していること

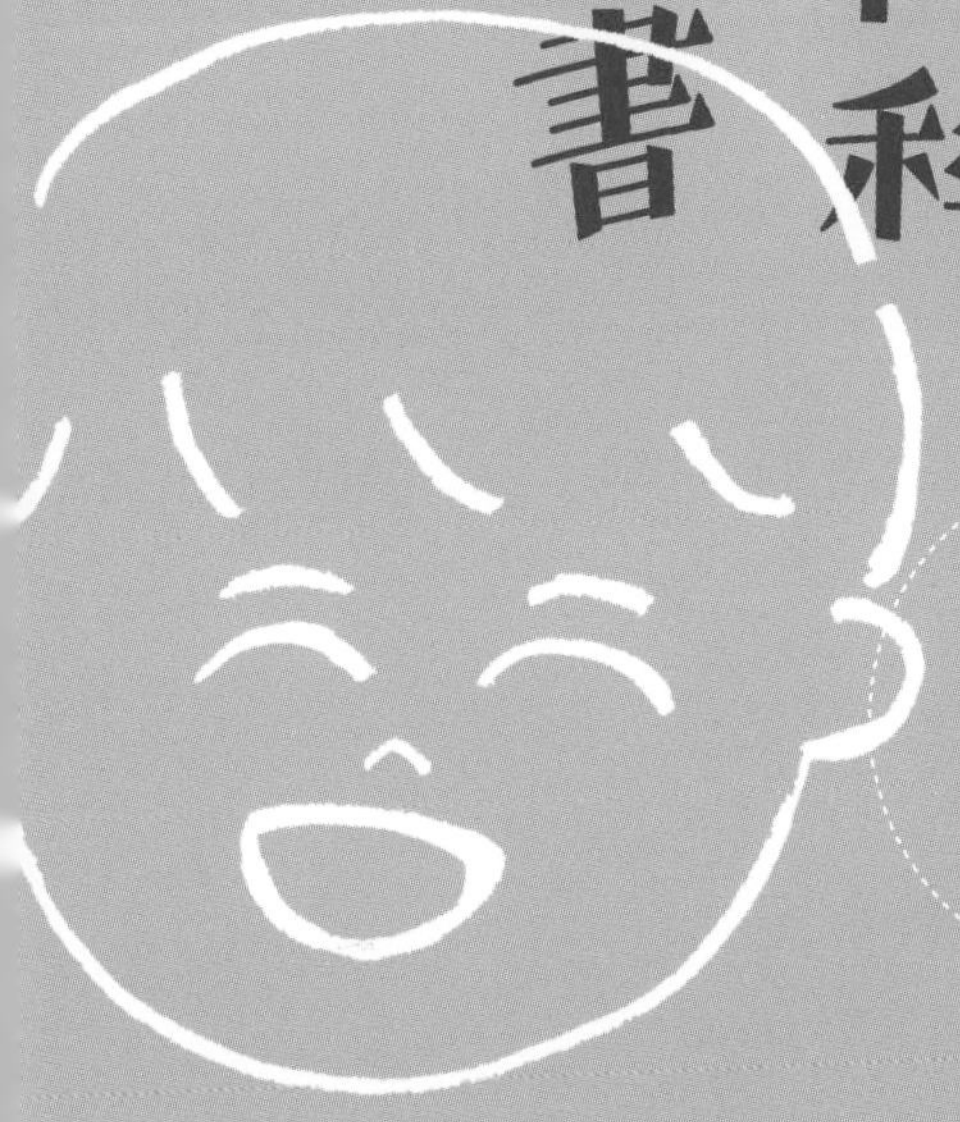

田中康雄

日本評論社

みじかいプロローグ

はじめてクリニックを開いてからしばらくして、『そだちの科学』での連載を依頼され、ほどなく編集人も拝命した。

おそらく編集人になれば、原稿依頼を断ることができにくくなるという編集者の思惑があったのだろう。

案の定、年二回の連載を、本誌の原稿とは別に、僕は書き続けた。

二〇一八年九月の胆振東部地震のときも、二〇二〇年以降のコロナパンデミックのときも、書き続けた。

クリニックは、その後二〇二一年四月に別のビルに移転した。第一章で書いた思いは移転前クリニックの状況であり、第一五章は移転後のクリニックのなかで考えたことである。

気負いと勝手に抱えた使命感が、足下を見ながら、限界のなかでの、それでも前に進みたい希望へと変化したのは、この二つのクリニックのスタッフのおかげである。

何でも好きなことを書いてくれてよいという編集者の言葉はありがたいものであると同時に、行き先のない航海のようなものであった。しかも、日々の臨床に明け暮れて、ゆっくりと思索することもなく書き続けたものである。

書きながら考えていく僕にとって、この仕事は院長室でひとり自分と向きあう贅沢で豊かな時間にもなってくれていた。

だから、一冊にまとめましょう、という編集者の善意には、感謝しかない。

せっかくなので、できる範囲で修正を試みた。ただ、いかんせん内容の乏しさは防ぎようがなかった。

本書のどこかに何か益あるとしたら、それは読み手に感謝したい。

また、ここに記したエピソードは、実際の言葉や場面を思い返してのものであるが、複数の出会いを重ね、潤色している。しかし、残念なことに、そして当然のごとく、僕の心には痛み多い言葉のほうが恐ろしいほど堆積している。それに心がつぶされないために、カサカサに乾ききらないように、僕はこうした言葉を支えにしている。僕は僕の弱さを知っている。それでも投げ出さないために、相手よりも先に諦めないために、出会った刻の言葉を大切にしている。

第一四章の親に対する僕の視点は、「障害として類型化したいのではない」ことをご理解いただきたい。自身の失敗から、必要な配慮をすべきという視点で記したものであり、実際の臨床では当然、これらをもとに個々にアレンジして関わっている。

本書を手に取られた方が、どうか寛容な心で読まれますように。

二〇二一年一一月

田中康雄

本書は『そだちの科学』二二〜三七号連載「児童精神科治療の覚書」に加筆修正を施し、再構成したものである。

もくじ

一　はじめに

第一章　非日常のクリニックに生まれる日常

僕が精神科医になりたての頃、外来精神医療は、受付の対応の是非で病状の改善の多くが決まり、診察室ではその確認をするに過ぎないといったような「ちょっとした秘訣」を何かで読んだか、教えられた。さらに、医師は待合室まで足を運び、これから診察する方を自らお呼びして、診察室へ招き入れる。その間の様子をよく診ておくことがすでに診察である、これも何かで読んだか、教えられた。

四半世紀以上昔の精神科臨床は、こうした口伝があちこちに散在していた。

今ではおそらく議論されることすらないだろうが、内因性うつ病と心因性うつ病の違いに戸惑っていた新米の僕に、抑うつ気分を訴えるだけでなく涙を流す患者は心因性だと説く先輩もいた。強い憂うつを訴える入院患者の表情を診続けた先輩は、医局に戻る途中で「あの人のまぶたの皺、あれはヴェラグート皺っていうものだね。内因性で間違いないと思うよ」と教えてくれた。西丸四方が著した『やさしい精神医学』には「うつ病患者の瞼のしわ（ヴェラグートのしわ）」と挿絵つきで紹介されていた。五〇年近く前に書かれ、切替辰哉により翻訳されたWeitbracht, H.J. の著書にも、内因性うつ病における悲哀と制止として「表情は悲哀でしばしば生気がない。口角はだらりと垂れ、上眼瞼はしばしばVeraguth の悲哀皺を示し」と表記されている。昔話である。

それでも外来待合室での様子や診察室での接遇などが、包括的に治療的環境を形成しているという言い伝えは、クリニックを開き実践していくなかで、これまで以上に実感する真実である。

児童（家族・成人）精神科クリニックの近況

僕たちのクリニックは、子ども専門外来ではない。子どももいずれ成長し、大人になっていく。途切れない応援をするために、基本、年齢制限をしていない。

二〇一四年五月の開設当時、精神科医は僕一人で、ほかに心理士一名、言語聴覚士一名、看護師一名、医療事務員一名の常勤五名体制でクリニックを支えていた。二〇二一年四月にクリニックを移転してからは、精神科医と心理士は一名増え、医療事務員も二名体制となり、移転前に仲間になった一名の精神保健福祉士を入れて、現在の職員は九名となっている。

二〇一四年五月に開院してから二年ほどしての受診患者の特徴は以下の通りであった。

①男女比は六：四で男性優位である。

②年齢構成では、約六五％が二〇歳未満の患者で、特に小学生の年代だけで受診総数の二五％を占める。

③男女比は、二〇歳未満では男性が二・五倍、二〇歳以上では女性が男性の二倍となる。

④発達障害圏は、全患者の約六五％を占める。

⑤成人の発達障害圏の方は、男女ほぼ同数で受診患者の約一五％を占める。

⑥きょうだい、親子、家族などは、受診総数の約三〇％を占めている。

最初にビル・クリニックを開く場所を検討したとき、同じフロアで不用意にさまざまな方に出会うことがないよう、来ていただく方のプライバシーに配慮できるよう、ワンフロアを占有できるところを探した（これは、新しいクリニックでも同じである）。エレベーターから降りると、すぐにクリニックの玄関がある。原則完全予約制にしているので、僕の診察が滞らない限り、待合室に患者があふれることはある程度防げる。ゆとりをもって、しばし待っていただくことのできる空間を保証したかった。

玄関から入り、靴を脱いで二、三歩で受付である。ここからクリニックの非日常の世界が広がる。

カルテとの付き合い

オープンなカウンターから、医療事務員と看護師が声をかける。ここで、スタッフはその日の様子を把握する。スタッフは、単に電子カルテの受付をしてカルテを起動させるだけなく、状況に応じて、患者の様子を事前に伝えてくれる役割ももつ。電子カルテには、スタッフ間でのやりとりができるよう、メッセージ機能がついている。必要に応じてスタッフからパソコン画面上にメッセージが流れる。

「〇〇さん。到着までにもう少しかかるようです」とか、「次の△△さん、最初に本人のみの診察、そのあとご両親が相談したいそうです」など。時には、予約の順番が変更になったことも報告してくれる。

さらに看護師は、課題を感じた患者についても、診察の合間に診察室に足を運び、具体的に報告してくれる。こうしたことで、診察室に居ても、適宜待合室の様子を窺い知ることができる。待合室で過ごしている様子は、診察室からでもドア越しに多少は察知できる。診察が終了して見送り、次の方を招き入れるときに、待合室全体の様子を僕は見ることができる。

クリニックの診療カルテは当初から電子カルテに決めていた。最大のポイントは、カルテを保管するスペースを作らずにすむことと、スタッフが毎回カルテを探し出し、返却する作業を簡略化するためである。これまで勤めていたところでは、時々カルテ探しに長時間かかる場合もあった。しかし、それ以上の大きな理由は、僕が悪筆であるため、手書きのカルテでは解読されないからである。カルテである以上は、誰でもきちんと読めて確認できる必要があった。そして僕自身、手書きよりもキーボードのほうが多くの情報を入力しやすい。

その意味では、これらの目的はほぼ満たされた。唯一の手間は、カルテ記載はすべての診療が終了してからになる、ということである。僕は診察中にはほとんどカルテに入力しない。処方や検査指示以外は、診察中は紙媒体にメモを取る。そのメモをもとに、すべての診察が終了してから、全員のカルテ記載をその日のうちに行うという二重の手間をかけざるをえない。時々は、予約時間の勘違いや諸事情によるキャンセルなどで、診察時間に隙間が生まれる。その時間をカルテ入力に当てることもある。

いずれにしても、診察後しばらくしてからのカルテ入力は、最大の負担となる。それでもキーボードを打ちながら人の話に集中することは、僕には至難の業である。時には紙媒体に書き込むことすら忘れて、聞き入ることとさえある。

診察では、僕自身が何を伝えたかを、僕自身がきちんと覚えておく必要がある。だからメモ用紙には、僕が伝えたい内容や、状況を説明する言葉も書き留める。診断名とか関係機関など、口頭では正しく伝わりにくい言葉もメモにして示す。診察が終わるとき、僕自身のための説明メモを持ち帰りたいと家族に申し出されることがある。診察中、両親や同伴者が手帳などに書き込むことも少なくない。確かに診察中の説明だけでは、耳からだけの情報なので忘れてしまうこともあるだろう。「そのメモ、もらっていっていいですか」と尋ねられると、僕の読みにくいメモも、日常を応援する手がかりくらいにはなるかもしれないと思う。

それ以降、僕のためのメモも、持ち帰られる可能性をもっていると、多少意識して書くようにはなった。それでも、持ち帰られて解読できるのだろうかと多少不安が残っている。

最初の出会い

診察室での様子を書こう。

子どもがはじめて診察室に入ってくる。僕は挨拶し、生活の様子を尋ねながら、頃合いをみて、あるいはまず最初に、「そうそう、ここは、困ったことや心配なことがあれば、相談できる場所なんだ。何でも解決できるわけではないけど、一緒に考える場所なんだ」と伝える。初対面で多少は緊張している子どもたちが雄弁に語ることはまれである。ほとんどの子どもは、心配なことはないと答え、悩みもないと言う。非日常に日常を紛れ込ませるのはなかなか至難であるものだ。

もっともまれに、友だちとうまくいかないことや、勉強が難しいこと、学校に行きたくないことを語りはじめる子もいる。

親が初診時の質問票に記載した「学校に行こうとするとお腹が痛くなる」「落ち着きがなくて、友達とけんかになってしまう」というわが子の困り事を、そのまま尋ねると、「そうか、僕の親は、そのように僕のことを心配しているのか」と申し訳なく感じたり、「ここでも注意されるってことか」と辟易するかもしれない。時には、「あなたも大人の味方、そっち側の人ですね」と思ってしまうかもしれない。そもそもあなたに話をして何になる、といったような言葉を投げかける方もいる。大人に信頼を置けない思春期に居る方からの言葉に多い。そんなときは、即座に「そうだよね、初対面のおじ（い）さんに話す気持ちになんてなれないよね」と僕は反省の言葉を返す。キミの気持ち、考えは間違ってなんかないということは伝えたい。そのうえで、「でも、何か一緒に考えることができればいいなと、僕は勝手に期待している」とだけは伝え残す。いつも僕はどこかで、僕に話したところで何になると言うんだという思いはあるに違いないと思っている。僕はそれに半分同意し、半分はだからこそ、一緒に考えたい、話しあいたいと思う。

いずれにしても、初対面のときは、深追いすることだけは避ける。

ここはいろいろと相談してよいところと伝えたあとで、本人が「頭が痛くなる」「お腹が痛い」「友達とけんかした」とか話してくれない限りは、僕は、子どもに「そうか、特にない、悪くないね。じゃ、ひょっとすると、相談したいのはお母さんかもしれない。このあとお母さんとも話をしたいので、キミはさっきの待合室で待っててくれるかな」と伝え、退席してもらう。僕が家族と話をしている間、子どもたちの相手はスタッフが引き受けてくれることもよくある。少なくとも、クリニックに来たことをいやな思い出にはしてほしくないから、非日常の空間を少しでも楽しんで待っていてほしい。

　このあと、残された家族と僕は話をする。質問紙には書ききれなかった親の気持ちを、聴く。時には、親の気持ちを綴った何枚もの便箋を読みながら、聴く。見ることのできない日常を知り、親として心配している事柄、困っている事柄を聴き、そこにある子どもの思いに思いを馳せる。同時に、親の心情にも。

　どんどんと広がりをみせる相談内容であっても、相談者である親の真の願いは、わが子を、どのように理解して、いかに対応すればよいかという「早急な解決」である。そこには、これまでひとりで苦労されながら、その多くを誰にもわかってもらえていない、あるいは誤解されてきたという哀しさとつらさが隠れている。

　事態を共有する前に、真っ先に「よく関わってきましたよね」「それは心配でしたよね」「頑張ってきたのですね」「えらいなぁ」などと、きちんとこれまでの関わりを労わせていただく必要がある。

想像し、仮説を立て、検討をし、日常を覗く

　僕たち子どもの精神科医は、子どもが示した事柄は、その子の精一杯のＳＯＳのサインであると考える。だから、子どもが示す言動から、その意味を探ろうとする。

最初にこの視点を提案したのはKanner, L.である。僕はそれに倣い、子どもが表現する言動を以下の視点で理解しようとする。

①実際に見える言動は、その子や家族が抱えている課題の氷山の一角に過ぎないと理解したうえで、ここに来るための入場券の役割がある

②その言動は、誰かから注意され注目される危険信号としての役割がある

③その言動によって、実はその子が守られるという意味で、必要なものである

④その言動が問題視されることで、ようやく問題解決のための第一歩を踏み出すことができる

⑤その言動は周囲に対して迷惑事でないといけない、周囲に問題視される必要がある

その一方で、認知面についても検討する。たとえ認知面でのつまずきがあったとしても、本人にとっては生まれてからずっと付き合ってきた特性である。かれらにとっては至極当然と自覚している言動が、問題視される場合もある。

その場合は、次の六点を問診や心理検査などでチェックする。

①情報入力の問題の有無

②情報認知・理解の問題の有無

③情報処理と統合の問題の有無

④出力の問題（意欲・抑止力・運動能力）の有無
⑤吟味能力の問題（行動の振り返り）の有無
⑥社会的伝達の問題（言語的・非言語的交流）の有無

こうした子どもの内面に別の視点で近づくのに有力なのが、心理発達検査である。クリニックには、学齢期前後の子どもに対応する言語聴覚士と思春期以降から成人の方に対応する心理士がいる。特に言語聴覚士は検査前後の母子面接も行い、母子の関係性も把握する。

子どもは、家族や環境からかなりダイレクトな影響を受けやすい。育ちの環境や家族の価値観を聴き取り、生活の様子を推察していくなかで、この子の育ちの歩みを総合的に判断する。学齢時であれば、学校での様子、下校後の様子を聴き取る。どこにお楽しみの時間があり、何をして過ごしているかを聴き取る。上手に話そうとして緊張しているときは、話しやすそうな話題探しに苦心する。同席された親からの助け船をお願いすることもある。

子どもの精神科は、明確で容易に定義できる臨床的疾患単位は扱っておらず、未成熟で不完全で、発達し続ける状況下におけるさまざまな病因の複雑な組み合わせに対する、複雑で連続的に変化しうる反応を扱っているものである。そのため、眼前の子どもに「診断」をつけるときは、社会的範疇からの要請に応えようとするあまり、人為的に、かつ、作らなくてよい障害を作ろうとしていないかと常に反省を込めて診察をしていく。

たとえば小澤勲は、三年半に及んで連載した「わが国における幼児自閉症論批判」の最終回で「（中略）ある一群の子ども達が、他ならぬ自閉症児とよばれる過程は、社会的範疇との関連のもとに把握されるべきことであって、一言にしていえば、幼児自閉症とは生物学的あるいは医学的範疇などではなく、社会的範疇なのだ、ということだったからである」と記述し、さらに「このようにいうことと、自閉症とよばれる子ども達のひとりひとりが何らかの生物学的規定性のもとにあることとは矛盾しない」と強調した。ゆえに小澤は、治療や訓練を否定するのではなく、課題はそれらへの至上主義であると述べる。僕はここにある課題とは、僕たち医療者が自覚すべきものであると思っている。だからこそ小澤は、治療的対応とは「まさに個別的である他なく、それらの個別的治療の基底において共有されるべきことは自閉症児を自閉症児たらしめている社会的範疇への闘い」であるべきであろうと主張した。今もって重要な指摘である。少なくとも、僕にとっては。

社会的範疇からの指摘を常に意識しつつ、何かしらの生物学的規定性を明らかにするために、診察する僕は、できるだけ、ゆっくりと時間をかけて、様子を教えてもらい、どういった状況に僕たちは居るのかを聴かねばならない。

それでも最近、何度か続けて来てくれる方のなかに、生活が見えにくい方がいることに気がついた。表情や仕草を見つめながら、その人の暮らしぶりを想像しようとするが、日々どのように過ごされているかが、いまひとつ聴き取れない。部屋の様子や、過ごしている姿が想像できない。一日のリズムそのものが不安定な場合は、なおさら生活の様子が見えにくい。その人の日常に、なかなかたどりつけない。

何人かに、睡眠日誌とか睡眠日記と呼ばれる睡眠表をつけてもらうようにした。はじめは睡眠状況を確認するためだったが、次第に起きているときの振る舞いを克明に記載してくれる方が現れ、これは一日トータルの生活の流れを簡略に記録することができる可能性があると気がついた。さらに、睡眠よりも一日のなかで印象深い出来事があれば、三行日記のような雰囲気で記録してくれる方も出てきた。

僕が知りたいのは、まさにこうした日常の風景である。起床から就床までの毎日を、どのように暮らしているかである。

診察中は、ここに記載された日々を一緒に振り返ることで、前の別れから今日までのブランクを埋めることができる。それ以上に、「そうか、そんなふうに暮らしていたんだ」と思える。日常が、暮らしぶりが見えてくる。

診察場面でしか見ることができない姿も大切であるが、診察では決して見ることのない日常の様子をいかに想像するか、現実的に思い浮かべることができるかを、僕は大切にしたい。

さらに、診察場面で、親からビデオカメラに収めたわが子の学習発表会や運動会の様子を見せてもらえることもある。これもまた、診察室では決して見ることのない日常である。子どもと一緒に、誇らしそうな表情を見ることもできる。

時には、保育士や教師、療育施設のスタッフから手紙が送られることもある。最近は両親の同意のもと、電子メールが送られる場合もある。

どれをとっても、診察室での様子を補完する貴重な情報になる。時には、子どもたち本人に、関係者の評価を伝え励ますことができる。

改めて、絶え間ない日常の繰り返しの意義を痛感する。

あるとき、受診した日の三日前の日付をカレンダーで指差し「何の日だと思う?」と、五歳の子どもに尋ねられた。僕は首をかしげ、あっと思って電子カルテに目を戻そうとした瞬間「僕の誕生日!」と高らかに宣言されてしまった。正直、悔しかった。言い当てたかった。かと思うと、診察室に呼び入れる前に、たまたまカルテの生年月日が目についた僕は、その子が入室した途端「明日、誕生日だね、おめでとう」と、驚かせてしまったこともあった。

時々出会う子どもたちと、日々の継続性を共有できるか。たくさんの方々をきちんと峻別して、それぞれの課題をどれほど連続的に心へ維持できるか。親が前回の診察時に解決できずに引きずった不安の行方に心を留め置くことができるか。

診察室で獲得した日常を前に、僕には日々反省と努力が求められている。

クリニックを作り出しているもの

診察室での出会いの様子は先に書いた通りである。

来てくれる方が、はじめて診察室に入るときには、漠然とした不安感、僕がどういった対応をするだろうという恐怖感があるはずだ。その戸惑いを事前に緩めてくれるのが、待合室という環境である。

先に述べたようにクリニックを訪れる全患者の約六五%が二〇歳未満の方で、小学生が全体の二五%を占める。幼い子どもたちは、本来飽きっぽいし、待ち続けることは苦手である。たとえわずかな時間であっても、かれらを待合室で不安がらせたり、飽きさせたりしない工夫が必要となる。

まず「物」である。

開院時に、お祝いとして多くの友人から絵本や図鑑、おもちゃなどをいただいた。なかでもミニ図鑑の人気は高い。さらに小さい子どもであれば、背に乗ることができるがっしりした牛のぬいぐるみも人気である。この「アニマルスツール」と呼ばれる座れるぬいぐるみの牛は当初二頭いた。開院二年後に、一頭の牛が待合室から引退した。今はいつ引退してもよい一頭が子どもたちに愛されている。愛されることは傷つくことだと、僕はこの牛と子どもたちから学んだ。外来に来る子どもたちが、「あれ、牛さんは？」と口にするたびに、愛されているな、愉しみにしているんだろうなと理解しつつ、この牛も、そろそろ待合室で子どもを待つことが限界となっているかもしれない。この牛にも穏やかな安らぎの時間を提供してあげたいと切実に思う（実際に、この後二頭目の牛も引退された）。ほかには携帯ゲームの攻略本、ヒーローもの、ドラえもんの道具図鑑なども大人気である。ミニ図鑑と併せて、人気のある図書には先日とうとう表紙に「クリニックでみてね」とシールを貼り、禁帯出扱いとした。もうひとつ、取りあいになるほどのおもちゃがある。球体迷路と呼ばれる知育玩具のひとつであるが、あまりにも人気があるため、待合室に常備せず、幻のおもちゃとなっている。「物」の管理に、スタッフは日々、とても気を遣っている。

次は「人」である。

受付の対応の是非はすでに述べた。僕はそれ以上に、待合室で過ごす方々に、適宜接近したり、声をかけたりする環境としてのスタッフの力を評価している。子どもの診察でも、子どもが退席して親と僕の相談が長引くことがある。親としても、直にわが子に聴かせたくない話もあり、待合室で待っていてもらいたい。しかし、何が語られているのかと思いながら一人待つ身はつらいものがある。そんなとき、診察室に置いてある、ちょっとしたおもちゃを待合室に運び出し、親の話が終わるまで、スタッフは遊びに付き合う。時には小さな机を待合室に急遽設えて、折り紙を一緒に折ったり、お絵かきなどをして待ってもらうこともある。あまりにも楽しいのか、次の面接では最初から診察室に入らずに、スタッフと折り紙やパズルをして待っているから、お母さんと話していていいよと訴える子どももいるくらいである。これには、僕もささやかに嫉妬し、大きな敗北感を抱く。

それでも、子どもたちがクリニックの空間で自立した瞬間、ここは困ったことや心配なことがあれば相談できる場所なんだという僕の説明は、付き添い家族も含めて、来てくれる方すべてに向けた言葉となる。「お母さんと話していて」と訴える子どもは、困っている僕のお母さんをなんとかしてほしいと思っているようにみえる。そしておそらく困らせているのは僕と、うすうす、しかし、はっきりとかれらは自覚しているようにも思える。実際、診察室に入らずにスタッフと折り紙やパズルをして待っていた子どもも、本当に相談することがあるときは、診察室に入り、僕の正面に座って話し出す。診察室は、誰もがなろうとすれば、相談者になれるところである。

日暮れて道遠し

日々の診察は、ケースバイケースの真剣勝負である。正直、診察室に入ってきてくれるまで、その日の様子はわからない。前回懸念していたことが、すでに解消されている場合もあれば、比較的安定してほっとしていた方が、つい先日、新たに深刻な課題を抱え受診する場合もある。

僕の診療は、その多くは生活相談のようなものである。日々の生活を基盤にしているので、よい日常もあれば、つらい日常もある。ともに悩み、ともに喜びたいと思っている。同時に提示された質問に対して、それをどう考え、どう解決していくかを、一緒に考え続けたい。

友達との折り合いに苦しんでいる子どもと相談することがあれば、日々をどのように生きていけばよいかと深い悩みを抱えて苦しむ子どももいる。高校卒業を前に、何をしてよいかわからないと訴える青年と向きあう。いつ死んでもいいと思い、語りながらも、相談に来続けてくれる方もいる。

わが子の苦しみに向きあいながら無力感にさいなまれ続ける親、担任への対応に苦慮している親の相談もある。時には、思い通りにいかないわが子に怒りをぶつけては、のちに後悔し涙に暮れる親の相談もある。

相談を重ねていくうちに、それぞれの実家との折り合いや夫婦の課題、きょうだいの悩みへと広がりをみせる場合もある。親自身の子ども時代のつらい出来事が生々しく語られはじめる場合もある。

相談していくなかで、一生懸命生きてきた人生を改めて見直す機会になることもあれば、これからの長い人生の第一歩を、どのように決断して歩めばよいか戸惑い、改めて途方に暮れることもある。

もうこうなると、まさしく生活相談である。生きることの大変さを共有し、それでも生き続けるために、わずかな光を見つけ出そうとする。もし、まだ夜が明けないようであれば、僕は、登山をしたことなど一度もないが、患者さんにしたり顔で「怪我や天候の急変で、登山の歩みを止め、緊急に安全を確保する野営を、ビバークと言います。今は、前進も後退もしないで、ビバークする刻ですね」と話し、じっとそこに身を置き、刻を待つよう伝える。

どうしたらよいでしょうか、と尋ねられるときは、うまくいったときの自信のために、できるだけ自分で決定したという実感をもってもらいたい。うまくいかなかったら、僕の不用意な言葉のせいだと思ってもらいたい。そんな提案助言を心がけている。

いつもうまくいくはずはない。おそらく僕は、圧倒的にうまくいかない面接を積み重ねている。それでも相談を受け続けているのは、いろいろな事情を鑑みて、さまざまな可能性を想定し、いつも自分自身が納得しうる、今できうる最善の判断にたどりつきたいからである。僕たちが。

そのために向きあう時間は、哀しいくらい足りない。意図を汲み上げることが僕に十分にできないこともある。次の方々が待合室でしびれを切らしている雰囲気に焦りつつ、いまひとつ、歯切れの悪い面接で、渋々幕を下ろさないといけないときもある。そんなときは、診察に同席した看護師が、その一瞬を見逃さず、診察室を出たあとに別室へ招き、生活相談の延長戦を行う。これによって僕の中途半端な面接は補完される。最後はやはり人である。

育ちを信じて

クリニックは総力戦によって成り立っている、という実感を、僕は幸いにもクリニックで体験し続けている。

非日常のクリニックで、せっかく来ていただけた方々に、どれほどの緊張や不安があろうとも、日常に帰すときには、少しは心がほぐれ、来てよかったとまではいかないまでも、来るんじゃなかったという思いにいたらしめてしまうことだけは防ぎたい。これはこれで高いハードルだが、いつも飛べない高さではない。でも飛びきれないことのほうが多い。だからこそ、いつかは飛べることを信じ精進する。

僕たちもクリニックも、日常のなかで成長発達していく。

二　であう

第二章　親の思いによりそう

一九八〇年代前半、精神科医になりたての頃、僕の勤めていた地域では、登校しぶりを示す子どもたちが増えてきて、小学校は適応指導教室のモデル事業をはじめた。精神科の外来にも、学校に行けない、行きたくないと訴える子どもたちがポツリポツリと相談にみえ、僕は子どもたちと毎日のように出会い続けた。

僕自身が小学生時代、一時期不登校というか登校しなかった経験をもっていたせいか、向きあう子どもたちにかつての自分を見る思いがした。時々同伴された母親とのやりとりに、子どもを追い詰めるような言動を感じると、つい母親を責めて、追い詰めてしまう物の言い方をしていた。

別の場面も思い出す。診察室で発達障害のある小学一年生のAくんの母親と特殊学級（当時の名称）の担任教員が、どちらがこの子の育ちを真剣に考えているか、という言い合いに遭遇した。当時精神科医として三年目の僕は、その言い合いをどう収めたらよいか戸惑っていた。結果、傷ついた母親は、子どもを連れて転居、転校していった。

あのとき、双方の思いに思いを馳せることができなかった。

僕は己の想像力と共感性のなさを恥じた。

親の隣に立つ

子どもの精神科医として新米の頃、僕は子どもを前にすると、ついつい診ている子どもを守ろうとして、大人と対峙するような気分になっていた。子ども時代の僕の痛みと重なり、子ども時代の僕を援護するような対応でもあった。子ども時代の僕から脱却するまでには、しばしの刻を要した。父になった僕は、わが子を前に、父の役割をどう遂行するか立ち往生し、妻の日々の大変さの一部に頭が下がる思いを経験し、以来、親への思いに対する向きあい方に、小さな変化が生まれた。

子どもを前に、かれらの言葉にならない思いに思いを馳せるだけでなく、この子と家で過ごす親の思い、それだけでなく、親の仕事の様子や、ある時間を一緒にどう過ごされているか、ほかのきょうだいともどう関わっているかなどを、想像するようになった。

あるとき、診察室で子どもが遊ぶ場面を診ていて、僕はふと自然に「お子さん、手強いですね」と口にした。同席していた母は「手強い……手強いって考えてもいいのですか。私がもっと頑張らないといけないいんじゃないかと思っていたのですが」と、驚かれたように話された。「すみません。ちょっと今この子の様子を見て、僕は三〇分とか六〇分とか、時間限定なら頑張れるかと思いますが、一日二四時間、一年三六五日、この子と向きあうとなると難しいな、と思ってしまいました。お母さんが、日々どのような思いで向きあっているかを想像すると、お母さんは本当によくやられているなと、心底思います。ご苦労様ですとしか言えません」と伝えた。

僕自身が親となり、わが子と向きあうなかで、僕の親への面接が少しずつ変化してきた。子どもの精神科外来では、さまざまな課題を抱えたわが子に、どう関わったらよいだろうかと苦しむ親と向きあう。それは、疲労困憊している場合もあれば、呆れ果てているように見える場合もある。自分の関わりを悔やみ、自分を責め続ける場合もある。夫婦で慰めあう場合もあれば、責めあう、あるいは冷ややかな雰囲気を醸し出している場合もある。

親の思いによりそっていると、僕は、人の思いは十人十色、さまざまな感じ方があると、当たり前のことに気づく。そしてその違いのなかで家庭が営まれていることに、改めて気がつく。

それでも唯一、共通した対応は、これまでの子育てを労い、これまでの子育てを悔やまず、誇りに思ってもらえるよう励ますことだと、気づいた。たくさんの親の思いによりそうなかで、親を支え続ける大切さを学び続けた。

母親と教師の言い合いに遭遇し、立ち往生したかつての僕に、今なら、母親を労い、教師の使命感を評価しつつ、両者に感謝し、労い、Aくんとの関わりの難しさと、それでも育っていく保障を力強く告げる努力をするべきだ、と伝えてあげたい。

出会い続け、対話し続ける

面接という出会いは、ファースト・コンタクト、あるいはセカンド・コンタクトが重要である。だからこそ、初診には、相応の時間をかけるべきだと、僕は切実に思う。

そこで語られる、相対する方々が抱える生活の物語に耳を傾けながら、相手の思いを想像し、そこにどうチューニングするかに努め、仮の理解をし続ける。重ね続ける仮の理解のもとに、関わり続ける。そこでも欠かせないことは、何をおいても労い励ますことである。

面接という対話には型があるようで、ない。しかし、ないようで、ある。

以下はあくまでも僕の場合である。常に相手の心情に沿いながら（型がない）、今これからへの希望の明かりを灯す（型がある）ことを心がける。過去への悔やみが強く、希望にまで足を伸ばせないときは、労う（型がある）ことに努力する。あえて緊迫した真剣勝負のような雰囲気を作り出す場合もあれば、できるだけ脱力した場面作りを心がける場合（型がない）もある。口調も表情も変える。何も一貫しない（型がない）ようにみえて、何かしら変容しつつまとまっていくような対話を心がけている（型がある）。

じっとしていることが苦手で、口も達者、ついつい余計な一言を口走り、周囲から顰蹙を買いやすい子ども。当然家でも何かと叱られ続ける。これ以上叱られないために、僕は親に、そこを曲げて褒めてくださいと協力を依頼する場合がある。相談者である親は、どうしたら子どもの言動が収まるかを求めている。

しかし、「まぁ、なんだかんだ言ってもまだ小学一年生ですから、失敗やつまずきには目をつぶり、ちょっとしたことでも褒めて自信をもたせたいですよね」と僕は提案する。

ある親は苦笑しながら「そうですか。それじゃ私は両目をつぶり続けないといけないですね」と語り、笑いあえるときもある。同じように笑い飛ばしても、その言葉のうしろに苦痛が強く感じられる場合もある。そんなときは、「すみません。大変なこと、無理なことをお願いしていますよね」と即座に撤回することもある。

またある親は、僕の言葉にうなだれて「我慢しかないのですね」と話される。別のある親は「私は、親に褒められたことがないので、先生から『褒めてあげましょうね』と言われても、どうしていいかわからないんです」と哀しい表情を示した。なるほど、経験していないと実行することは難しい。当たり前のことに、僕は改めて気づく。

それでも僕は迷いながらも、「我慢というか、ゆっくりと変化していくことを、待つというか、芽が出ることを期待して水をやり続けるというか」とか、「まずあなたがわが子に一生懸命である姿が素晴らしいと思いますよ」と親が自分を責めないように、必要以上に落ち込まないように、できれば慰労するように話し続ける。親の子どもも時代も想像しながら、今の親の努力が正しく評価できる言葉を探し続ける。

数回の面接では、精神科の診断がつかない場合もある。たとえ発達のアンバランスがあっても、これからどのように変化するかなど、正しく予測することが難しい場合もある。子どもが低年齢であればなおさらである。

それでも親からは、「先生、うちの子は、やっぱり発達障害の診断がつくのでしょうか?」と、難題を持ち込まれる。

今、この時点で、どこまでを明らかにするべきか、僕は思案する。

「その可能性は否定できませんが、もう少し、定期的に育ちを診せてくれませんか」と留保して継続診察をお願いする場合もあれば、「ええ。ご両親が思われているような名称を、僕も第一番に頭に閃きました。ただ、自信がありません。定期的に育ちを診せてくれませんか」と控えめに踏み込んだ言い方をする場合もある。「今後定期的に育ちを診ていかないと、はっきりしたことは言えませんが、今はこの子の行動パターンに対して、発達障害の特性を参考にすると、関わるうえではわかりやすいかと思います」と告げ、今後の対応、関わり方のほうに話題を置き換えて話を進める場合もある。あるいは「そうですね、発達障害があると考えたほうがよいかと思います。具体的には、○○障害という名称がつくかと思います。そのうえで、今後の関わりや対策を一緒に考えていきたいと思います」と、かなりはっきり伝える場合もある。あるいは「どうでしょうか。今は、診断名を検討するよりも、この子の明るさや、屈託のない関わり方が、僕は素晴らしいなと思います。これからの外来では、それでも何かと不安になってしまう親御さんの思いについて相談していきませんか」と、子どもの言動から親の思いのほうにスポットライトを当て直して、継続相談を提案する場合もある。

これらは、すべて親側の受け止め力を想像して判断している。診断の有無や伝え方に配慮し、支えとなる親が挫けないように、多少は前向きに、元気にわが子に向きあえるような気持ちを維持してもらいたい。まだ見ぬ明日に、希望をつなげてほしいという願いがある。明日への希望の明かりを灯し続けるために、僕も悩みながら対話する。

わが子とのよりよい関わりを求め相談に来られた場合でも、「私が、ちゃんと関わってこなかったから」「自分でもどう関わったらいいか、戸惑います。悪いと思いながらも厳しく接してしまい、時には手をあげてしまうこともあります」と、子どもとの関係性が円満に維持されず、結果、強く自分を責め、後悔の念に苛まれている言葉からはじまることもある。

丁寧に配慮した声かけができていても、わが子が素直に従わず、項垂《うなだ》れてしまう方もいる。いくら声かけを評価しても、結果が出せていないことで、親としての自信が崩れてしまっている方もいる。その果てに声を荒げ、時に手をあげる自分自身を恥じてしまっていることもある。

「さすがに、こうした状態が毎日だと、イライラしますね」と伝えたり、「けっこう痛いところを突いてきますね」と相づちを打ち、驚き、感嘆することもある。

時には子どもの育ちを脇に置き、親のこれまでの人生を振り返らねばならぬこともある。

子ども時代に、ひどく厳しい対応をされたという痛々しい過去を語る方もいる。子ども時代の友人関係で、いじめや無視にあい、孤立していた経験をもっている方もいる。親になる前から自己評価を高める機会に恵まれず、自信をもつことができないでいたエピソードが語られることもある。

主たる生活相談の主役が親に取って代わる場合もあれば、ここまで歩み続けてきたことにまずは光を充てるべきときと思いいたることもある。診察室で語られる、これまで生きてきた歩みを聴き続けるなかで、ひょっとして生き生きと過ごせたささやかな場面が想起できないかと思うこともあれば、ただただ今は涙とともに振り返るしかないと思うこともある。いずれにしても聴き続けるなかで、相応の刻が経過され、物語は浄化していく。

「たった一回の診察と検査だけで、発達障害ですよと言われました」

「健診で、発達に遅れがあるから医療機関に行くように言われました」

親自身が心底納得する前でも、わが子のために専門家のところへ相談に行くのを避けてはいけないのだろうと思い、一念発起して足を運ばれたときのやりとりである。

ほとんどの方が、うすうすわが子のつまずきに気づきつつも、まだ明らかにしたくない、あるいは成長とともに大きく変化していくのでないだろうかと思いたい、と大きな揺れのなかで戸惑っている。その迷いのなか、幼いわが子に何か課題があると告げられれば、親にとっては、そのときの場面は忘れることなく一言一句が心に刻み込まれる。受けたショックは、かなり長い期間、消えることはない。

たとえば「今から心配しなくてもよいのではないでしょうか。今後気になるようなら来てください。まぁ様子を見てよいかと思います」という言葉は耳に優しく、安堵する親もいることだろう。しかし、では心配しなくてよいのか、心配をし続けて、いずれまた相談に来ることになるのか、様子といっても何をどのように見ればよいのかと、安堵よりも漠然とした不安が増すこともある。

今の様子を判断する前に、もう少し日々の生活の様子を尋ね、楽しく過ごせているか、親としてどこか心配に思う面はあるか、家と家の外での様子などを教えてもらい、できるだけ日々の暮らしに光を充てることもできる。相談に来た大きな理由は、診断名のやりとり以上に、日々をどう生きるかについて心痛めていたからという親もいる。

「寝ぼけてしまうのか、夜泣きがひどくて」「妹を可愛がりたいのでしょうが、結局乱暴に関わるので、私も最後に叱ってしまうので」といった具体的な親の悩みには、「夜泣きや寝ぼけは徐々に落ち着くことが少なくないようですが、寝ぼけてうろうろしたときに怪我させないようにだけ、注意してあげてください」「妹思いなのでしょうね。これから親子三人で楽しく遊べるメニューが見つかるといいですね」と答えることもできよう。

それでも面接中に「ちょっと会ったくらいで、私の悩みがわかるはずがない。この子の問題は私の能力不足のせいだと思う」と親にきっぱりと言われたこともある。親としての責任は、簡単に手放すことはできない。本当にその通りだと思いつつ、「でも、僕は能力不足ではないと断言します。それ以上にわが子を思うお母さんの責任感の強さには頭が下がります」と答えてしまう。

ある程度診断もつき、親もそこはある程度納得できたとき、親が、であれば、どのような関わりをすることで、わが子の育ちはもっと伸びるのであろうか、と悩み相談される場合もある。

時にたくさんの情報を整理し、ひじょうに前向きに取り組む親と出会うことがある。医療的にも最前線の情報を入手して、最新の関わり方を学び、いち早く取り入れたいと語る親や、医療、教育にもそうした先進的な取り組みを導入して実践していきたいと語る親がいる。発達障害の場合、その手段、方法は世間に無数に紹介されている。しかし、そこには子どもに益ある手段もあれば、大きな負担になる場合もある。

僕が一番気にかけるのは、親がその取り組みのなかで、周囲を責めないこと、多くの要求をしないこと、親が孤立しないこと、関係者と感情的に衝突しないこと、である。そのためには、時に対立軸の間に入ることもある。

「保育士さんに、先日うちの子の特徴を書いたメモを渡したのですが、あまり読まれていないのか、改善も配慮もないのです」

「先日の個人懇談会で、担任に発達障害の本を渡してきました。読んでくれるとよいのですが」

このような話を聴くと「そうですね。とてもありがたい情報かと思います。でもその知識や情報は、ある程度長く付き合わないと、机上の空論で終わってしまいます。ヒントは手に入れることができた。でも実際には、これからですよね」と早い結果を期待しないように水をさす。さらに「親でさえ、この子の思いをある程度理解するのに、六年かかりましたよね。でも先生はこの子と向きあって、まだ四ヵ月。その程度で、わかってしまわれたら、これまでの親の苦労が浮かばれませんよね」と伝える。「わが子の理解の困難さ」を示したうえで、関わり続ける親のプライドを維持したい。

子どもの精神科が向きあう障害は、発達障害だけではない。統合失調症や気分障害、摂食障害や強迫性障害などの診断がつく子も登場してくる。

統合失調症と判断した一〇代の少女の主治医になったとき、数年は母親の精神的支援が中心であったように思う。山の天気のように移ろいやすい精神症状を前に、一喜一憂する母の孤独な焦りと不安感によりそいながらも、その娘が安定した改善を示すことは難しかった。それでも数年の月日の果てに、彼女は相応に穏やかになり新しい家族を作った。老いた両親と久しぶりに向きあった僕は、うれしさに言葉をなくした。

何度も手を洗い続ける女子高校生の母は、次第に診察室で自分の生い立ちや、夫婦のありようを語るようになった。母にあった幾重にも重なる生活の窮屈さが語り終わる頃、娘は不安を抱えながら大学に合格し、家をあとにした。

必ず治るはずと言いたい症状であっても、ある程度の刻を必要とし、家族の衝突も経験する。家族の危機も経験する。それでも絡まった糸のいずれかの端は、必ず親が持っている。

刻を味方に

刻が味方になるというのは、真実であろう。あるいは一定の経過を経てからでないと出会えない風景というものがある。僕の臨床はそうした生活の移ろいのなかで成り立っていると、この年になってようやく実感できるようになった。数年のブランクを経ての再会、という臨床もある。

「久しぶりです。小学校時代に、何回か診てもらいました。覚えておいででしょうか」

立派な成人の言葉に僕は、記憶の糸をたぐり寄せる。外来が中断し、僕の退職もあり、空白の数年ののち、相談が再開した。しばらくして母親から小包が届いた。それは、誕生から今までの成長の記録であった。すでに成長したわが子の軌跡を主治医に託す親の思いに、僕は責任の重さを感じざるをえなかった。

刻が支えになったのは、僕だけでない。刻は親も、また支えた。

「先生に診断名を告げられたとき、泣いちゃだめだ、この子に失礼だって思って。でも、私の人生は、これで終わったなぁって、思いました。それが変わるまで、私の人生はこの子のおかげで豊かなものになったって感じるまでに、一五年かかりました。今はわが子に感謝しかありません」

僕は、この親の歳月を超えた言葉に感謝する。

改めて記す。子どもの精神科臨床では、子どもを応援するだけではなく、親のこれまでの行為を労い、その思いを支え、敬意を表することが大切である。

外来で出会う子どもたちの親は、戸惑い、哀しみ、悩み、それでも前を向いて、僕と向きあってくれる。

これから幾多の困難があろうとも、その先に、必ず笑顔はある。

先日、相談にみえた母親が、これまで同様わが子の心配な言動を語り続けていた。前回と違うのは、堰を切って困り事を羅列しなくなったことである。ルーズな朝起き、ちょっとした反発、笑いながら母の揚げ足を取ろうとしている仕草を、ぽつりぽつりと語りながら、「先生、今、話している心配事って、普通の子どもの親がする心配事と同じだって、今、話しながら気がつきました。それって、とても変ですけれど、うれしいです。これからのこと、心配なんですが、今はうれしいです」と言った。

そう語った親の顔は、本当にうれしそうであった。

第二章　子どもと向きあう

僕が精神科医になろうとしたとき、精神医学界は、伝統的な印象診断という世界から、標準化された診断基準としての「ＤＳＭ」（Diagnostic and Statistical Manual of Mental Disorders の略記で、アメリカの精神疾患の診断・統計マニュアルのこと。現在はＤＳＭ－５）という黒船が波間にみえ、その一方で、津波のような勢いで境界性パーソナリティ障害が外来を席巻しはじめていた。そして、入院前後の対応をめぐり、精神科医療そのものが、大きく揺れ、変革と危機感に対し、若さゆえの昂揚感も抱いていた。

精神科医は最初に診た患者の病態を一生のテーマにする傾向がある、とは何かの本で読んだような気がする。

新人のときの出会いを思い返すと、関わりの難しい思春期前後の子どもたちと、世代を超えた家族病理に苦しむ女性という二つのテーマと出会っていたように思う。結局、それが僕の精神科医の方向性を作った。

まだまだ精神科領域の書籍、情報そのものが限られた時代に、僕は子どもを診ることができる精神科医になりたいと思った。

子どもと出会う

子どもとの出会いでは、幼少児でも思春期前後の方であっても、最初の挨拶と自己紹介が不可欠である。

ほとんどの子どもたちは、自ら進んで来たわけではない。大人に説得され、あるいは言いくるめられ、ご褒美の交換条件を提示され、渋々やってくる。

最初の挨拶に機嫌よく挨拶を返してくれた場合は、少なくとも悪くない出会いかもしれない。不機嫌、不満をあらわにして返事をしてくれないときは、来ることに納得いかないという意思表示か、来ることで何かしら自分に不都合なことが起きてしまうのでないかという不安の表れかもしれない。でも、ひょっとすると、よいと思った出会いはその子の気遣いで成り立ったので、十分にこちらも返礼しないと次のサービスはないかもしれない。また、不安を表明できた子どもとは、次の出会いはより自然にいくかもしれない。ああでもない、こうでもない、と僕は迷い続ける。

テーブルを挟んで対面するとき、親とどの距離の椅子に座りたがるか、親への様子の窺い方や親の発言に対する言語的（チェッという舌打ち、「あー、そんなこと言ってないよ」など）、非言語的（顔を伏せる、口を歪ませる、怒りに満ちた視線を送る、席を立とうとする、など）な反応を観察しながら、どういう態度で、どういった言葉から面接をはじめるか、僕は毎回悩む。

僕は、次回につながるような気持ちに少しでも傾いて帰ってほしい、少なくとも来たことをまったく無意味で一生忘れないほどのいやな体験にだけはしてほしくないということを、子どもとの初回面接の目標に置いている。

親には、若干、期待外れという思いになってほしい場合もある。即座に問題が解決する、あるいは親の思う方向に解決してくれる、という幻想を、早々に消失させないといけない場合もある。もちろん、新たな希望を処方することで、幻想を消してもらうことになる。この子が今を精一杯生きていることを認め、その成果は必ず出る、相応に報われる育ちに一緒に向きあいましょう、というエールである。

屈託なく語りかけてくれる子は、面接も一見よさそうに進むが、この無防備さを僕はちょっとだけ危惧する。この対人距離感は、時に相手を不快にさせ、時に自らを傷つけてしまうかもしれない。

「やすおっているんだ。知ってるよね。この間、僕が遊ぼうって言ったのに無視するんだ。むかつく」

小学一年生の男の子Bくんは、彼の友人を僕もさも当然知っているかのように話す。

「幼稚園からの友だちなんです。いつも無視しているわけではないようなんです。この子の声がたまたま聞こえなかっただけかもしれません」と隣に座る母親が語ると即座に、「そうじゃない。やすおが意地悪したんだ」と言い返す。

Bくんの主訴は、友人関係がなかなか安定しないこと、衝動的に手が出たりすることである。

「そうか、で、そのやすおくんは、どんな子なんだろうね。Bくんとはいつもけんかになるの?」と聞きはじめ、やすおくんとの縁の深さやBくんがやすおくんを日頃からどう思っているのか、やすおくんのよいところや、もっと困らせられる点はないかを尋ねる。

「そうか、昼休みまでにBくんが給食を食べ終わらなかったから、先にやすおくんたちが遊んでいたんだ、別の遊びに誘っても、やすおくんはそっちの遊びのほうで楽しんでいたってことだね」と話が見えるときがある。「じゃあさ、今度は朝一番に『今日もし僕が給食をなかなか食べ終わらないで、遅くなっても、一緒に遊んでね』って言っておいたらどうだろう。で、先にやすおくんが遊んでいたら、そこを抜けることは難しいから、Bくんがその遊びに入れてもらうってことでどうだろう」と提案する。「だって、Bくんはやすおくんと一緒に遊びたいんだよね」と、Bくんが大切にしてほしい気持ち、誤解されないでほしい気持ちを確認する。

これで、むかつくやすおくんとけんかしない方法ではなくても、一緒に遊びたいやすおくんとどうしたら楽しく遊べるかという方法に置き換えることができるかもしれない。

僕がこうした関わりをしようと思えるのは、Bくんの無防備さが味方につけられそうだと思ったからである。できるだけシンプルに伝えたほうが理解しやすいだろうと僕が感じたBくんには、ノリのよさ、何事も即断即決したい気持ちがあるように思えた。何よりも初対面の僕に発した話題が、やすおくんとのトラブルに心を痛めていたことであること、その悩みを一緒に考えることが「診察室の機能」であることを示したかったからである。

さすがBくん、「わかった、やってみる。お母さん、覚えておいてね」と母に頼った。

「診察室の機能」が悩みを一緒に考えることであると伝わると、来てくれた苦労は多少なりとも報われ、次の相談につながればよいなぁと、僕は願う。

子どもの思いに思いを馳せる

三〇年以上前の話である。

新人時代に、不登校で家に居ることもつらいと言っていた小学五年生の少女を入院後に担当したことがあった。僕がベットサイドに行くと決まって布団を頭から被り、背中を向けられ続けたことがある。何を言っても、「うるせえ」と言われ、「あんたじゃだめだ、別の先生にして」と言われ続けた。とうとう面会に来た父親からも「話ができないと、解決しませんね」と言われ、途方に暮れたことがある。先輩医師からも「関係をちゃんと作らないと」と言われ、結局、入院そのものが継続せず、彼女は僕から去って行った。今なら、どうしていただろう。

そもそも僕は、僕の臨床にとても自信がない。

関わりのなかで光が見えたときは、その方の力、関わりのなかで暗礁に乗り上げたときは、僕の対応の問題と思っている。だから、不本意な思いで診察室に来る子どもたちにどう向きあうか、日々悩む。

自信のない僕は、だからこそ暗闇のなかの光にすがる。不本意な思いで診察室に来る子どもたちが、それでも、次もまた来てくれた、というだけで光となる。その光を見失わないようにしたい。

最初の面接で、僕は挨拶と自己紹介に続き、ここは日々の生活のなかにある困り事や悩みを一緒に考える場所であることを伝える。そして相手に改めて、ここに来た理由、ここで話したいことを尋ねる。沈黙が続いたときは、「じゃ、今日はキミの相談ではなく、キミのことで来てくれた親御さんが相談したいのかもしれないね。ちょっと外で待っていてくれる？」と伝え、親から情報を聞き出す場合もある。もう一つは、「親御さんはキミのこういった言動を心配しているようだよ」と、親が心配している課題を直に伝える場合もある。前者は発達が心配な子どもの場合に多く、後者は行動が心配な子どもの場合に多い。

そもそも、子どもは親に連れられて診察室に来るのである。親が発達を心配しているときは、生活のつまずきに対して、どうして、という原因探しよりも、これからどうすれば、という方法探しのほうが重きをなす。行動に課題がある場合、僕はその行動の意味を探り、その思いに近づきたい。もちろん発達障害のある子どもたちの場合も、その行動の仮の意味を親に提案してみることで、子どもの思いが共有できることも少なくない。ここの違いは、発達障害のある子どもでは「どうしてわかってくれたのだろう。助かった」という思いで、問題行動を示す子どもたちは「どうしてわかってくれないんだ」という思いで、わかろうとする相手に向きあっているということだろう。

家で反発する、大声をあげる、壁に穴をあける、深夜までゲームをし続けて叱られる、生活リズムが乱れ昼夜逆転している、学習をしない、登校をしない、学校で先生に反抗したり、暴力を振るう。

すでに、子どもは自分がどういった理由で周囲や親から心配されているかを知っている。周囲を困らせていることを理解している。同時に、どこかで自分の思いをわかってほしいと切望している。その思いが、問題視される行動を通さなくても、家庭や学校で、上手に汲み取られれば、伝え方の手段として選択した問題視される行動は無力となる。そんなことをしなくてもわかってもらえたということで、双方が安堵する。日常の多くはこうして相互理解を深めている。互いに察しあうことができれば、問題は収束していくはずである。

診察室にまで足を運ぶことになったとき、子どもたちは「ここまで来てもわかってくれない」という失望と怒り、親からすると「言いたいことがあればちゃんと説明してほしいのに、詰問すると黙り込んでしまうか大声をあげる」という強い不満と憤りに満ちている。

これは互いが互いに察しあえていないということから生じている。

外部に相談がもちかけられるときには、すでに家のなかで何度かやりとりを重ね、失望と憤りから、軽く絶縁しつつある危機的状況であることが少なくない。双方のわかりあいたいという希望が叶わないと思ったあとに僕に出会う。

そう考えると、不本意な思いで診察室に来る子どもたちには、伝わらなかった、わかってもらえなかったという思いと、親もとうとうさじを投げようとしているから外部機関を活用したのだろうという思い、そしてはじめて会う大人になんてどうせわかるはずがないという思いが隠されているといえるだろう。

その思いを一瞬にして払拭させる方法を、僕はもっていない。ただ、双方にわかりあいたいという思いがわずかでもあることが最大で唯一の光であると信じたい。

そんな行動ではなく、言いたいことはちゃんと言わないと伝わらない、というのがコミュニケーションの第一歩であろう。でも、言いたいことを伝えても相手がそれを汲んでくれない場合、どうすればよいだろう。あるいは、言いたいけれど言葉にするととても恥ずかしいことなので察してほしいと思っている場合、どうすればよいだろう。

不登校で部屋にこもり、階段の壁に拳をぶつけ続けた子に「部屋にこもったり、ものに当たったりしないで、言いたいことはちゃんと言ったほうがよいと思うけど」と話をしたとき、しばらく顔を伏せていたその子は「どうしても学校に行くのがつらいと言っても、そんなことで甘えていたら大人になって困るようになると叱られた」と話された。「そうか、実際伝えても、親は聞いてくれなかったのか」と僕は返答し、「じゃ、とりあえず僕が親に今一度代弁してみようか」と伝え、結局完敗した。

何度かの沈黙の面接のあと、「これは親には言わないでほしいんだけど、親は私のことを心配しすぎるの。正直面倒くさい。でもここまで育ててくれた恩もあるし」と誠実で気配りしすぎる少女は、自室で時々手首にカッターナイフの刃を当てることで、心のバランスを取っていたことを吐露した。

いずれも臨床場面ではよく見かけることではある。親は、わが子が日々の生活のルートから外れることに不安を抱くだけでなく、それが将来にわたりわが子の損になることをよく知っている。さらに親はわが子の力を熟知して、足りない部分に心を痛めている。

しかし、子どもたちも自分の行為が将来に対して損であることを、きちんと理解している。それでも、登校から撤退せざるをえないし、自分の手首に気持ちをぶつけるしかないのだ。その手段は、打開策に見えず、自己流に努力を重ねては、失敗しつまずき、もう誰にも期待しない、この問題は僕の問題で、だめな子だから、もうどうしようもないから、という思いを潔く受け止め、かれらは行動化している。心の痛みに誰も真剣に付き合ってくれないし、誰にも付き合ってほしくないから、自決したのだ。

自分の意志で、態度を決め、その進退も決めた。自決とはそういうものである。相談そのものが不本意な子どもの多くは、課題を理解したうえで、自らの判断を、すでにしている。

それでも診察室に来てくれたという行動、自決後であっても、来たという行動のなかにあるわずかな綻びに目を向ける。だからこそ、自決も含め、僕は子どもの思いを支持し、とりあえずの行為をできるだけ責めないように心がける。

支持とは本来、相手の意見や主張を批判せず納得賛成し、時に後押しすることである。

僕は、かれらの言動、反抗や暴言暴力、生活の乱れが、苦しみや悩みの結果、今の自分の行える自決の果ての最善の適応行動であろうと、仮にではあるが理解したい。そのうえで、不本意でも診察室に来てくれたという行動、ほんの気まぐれのようにみえる宗旨替えの行動は、ひょっとして何か別の方法を誰かと見つけたいという思いがほんの少し、希望の光としてあるからこそそのものと理解している。そこに僕は希望をもつ。

だからこそ、来てくれたその子の行動に感謝し、来たという自決を支持する。

「今日は、いやだったろうに、よく来てくれました。ありがとう」

その後は、かれらの全身からあふれる拒否と受け入れのオーラ、たとえば大人への不信と信頼したいという思いの程度、本当は何かを語りたい、今は語りたくないといった雰囲気などから、親たちに診察室から出てもらい一対一で話をするか、逆に、診察室に来てくれて、椅子に座り、ここまでの話ができたことに感謝し、子どもに席を外してもらい、親との面接に切り替えるか、最後まで一緒に話を続けて、初回面接を終了するかを決める。

診察の流れは直感と想像力から構成されるが、最初の出会いで深追いしないことは、子どもに向きあううえでの鉄則のように思う。どこか物足りなさがあったほうがよい。どこか完璧さに欠けた抜けた部分が多少あったりしたほうがよいときもある。

一対一で話ができると、子どもはさっきと別人のように椅子に座り直し、饒舌に語りはじめることもある。それは親への正当な要求であったり、学校教育への不満であったり、教師や友人への負の評価のオンパレードだったりする。ほんの少し口角をあげ笑みをたたえた表情をみせてくれた子もいた。

決める力を信じる

僕は、子どもたちの自決する「力」を信じている。まずその自決を支持し尊重する。これまで大人の常識のなかで、脇目も振らずに生きてきたのだ。多少脇道に逸れたり、立ち止まったりしても、無駄な時間とはならないはずである。

「来週から登校しようと思います」と高らかに宣言したときは、よく決心したねと誇らしい思いを伝え、「やはり無理でした」という報告には、前向きな思いこそが大切と伝える。結果よりも過程を、過程よりも思いに比重を置く。もちろん、登校し続けていることを本人が誇りに思い伝えてくれたときは、ただただ敬意を表現する。登校したことが偉いのではなく、思いを実現したことが素晴らしいのである。そして、願わくば、子どもたちの思いが結晶化するまで、自決するまで、「待ちたい」と思う。

数年不登校を続け、最初の頃は会話もままならずに、親の同席面接を継続していた子が、次第に、一人で話をしたいと親を経由して意志を示し、とりとめのない趣味の話から、将来の夢を語るようになり、部屋を整理し、登校を自ら決め歩きはじめた。すべて彼の自決による。両親は、ささやかな変化の積み重ねから彼を見直した。生活が緩やかに前に回りはじめたあるとき、面接を終えて診察室を出る直前、その子が「ずっと、話を聞いてくれて、ありがとうございます」と頭を下げて出て行った。僕はひとり取り残された診察室で呆然としながら「お礼を言いたいのは、僕のほうだ」と心で思った。

自決は人を育てる。

中学まで無気力な様子で日々を過ごしていた少年が、高校進学後、突然頭角を現した。希望したサポート専門高校だったせいか、興味のある分野を積極的に学び、好成績を修め、皆勤賞で卒業した。中学までは登校できた日が年間一桁だった少年である。「僕は、日本一の整備士になりたい」という自決が彼の行動を支えた。数ヵ月に一度来る診察室では、ひじょうにマニアックな話を一方的にまくしたて、僕を一方的に驚かせて帰っていく。

自決の推奨以外に、僕は相談も行う。尊重のうえで行った自決行為が失敗に終わったとき、相談のタイミング、その機会を探りながら、別の方法を一緒に模索する。

相談とは、問題を解決する方法を他者と話しあい、他者の意見を参考にすることである。一般に相談する者は、信頼できる他者を選び、その他者の意見や対応を先読みし、おそらく自分にとって益ある、あるいは自分の秘めた思いを支持するような言葉を待っている。相談するときには、人は自身の結論をすでにもっているのが常である。診察室での相談も、その線からはじめられる。だから、相談したけれど、何も参考にならなかったというのは、納得できる内容や支持された感がない対応だったことを意味する。

僕は、あえて本人の見据えた方向と異なる方向を提案することがある。それを拒否して秘めた思いに戻ろうと自決するか、決めがたく途方に暮れるか、僕はどちらかを想定期待して提案する。それは、ちょっと負荷をかけた面接となる。

これには、その子に自決あるいは迷う力があるかどうかと、そもそも僕がその子から相応の信頼を得ているかが重要となる。

タイミングを誤ると、相談や提案は当事者にとって大きなお世話になる。

三〇年前に僕が抱えきれなかった小学五年生の少女に、僕は関わりのタイミングを誤り、不快で余計なお世話をし続けた。彼女は、全身全霊で、おまえには解決できないという思い、いや、解決する方向に手を引いてほしくないという自決を表現していた。「あんたじゃだめだ、別の先生にして」という言葉の裏にある、別の先生ではなく、本当に伝えたい人の存在にまで、思いを馳せることができなかった。今はそれが彼女の母であったと想像できる。

これでは信頼に値しないし、その子も自分の時間の一部を僕などに渡す気持ちになれなくて当然である。

やはり、刻を味方に

親にとっても治療者にとっても、刻は味方となる。では、僕は子どもに向きあうときに、何を支柱にしているのだろう。明日、一週間後、一ヵ月後、一年後という刻の流れは、今しかない子どもにとっては、あまりにも気が遠くなる時間である。結果的に刻が味方になったという実感は、ある程度の悩みの果てに、ある程度治療者を伴走者と認めた果てに、その子の心に、おそらくしばらくしてから生まれてくるのだろう。

子どもたちに今必要なことは、一緒に悩み、一緒に考え、一緒に耐える存在であろう。

三〇年以上経った今も、僕は「あんたじゃだめだ、別の先生にして」「どうせ、私なんてどうなってもいいんでしょ、早く見捨てればいいのに」といった言葉を投げつけられることがある。相変わらず臨床に自信のない僕は、自分が関わることで、ひょっとして大きなお世話や、時には開けてはいけない箱の蓋を開けてしまっていないか、と恐れている。

しかし、子どもたちの自決の力と育つ力に励まされ続けている僕は「そうやって、あちこちの病院に行っても、いつも新規巻き直しになるだけで、損だよ。そもそも、治せる医者でなくて、困ったときに相談できる人を確保しておくほうが得じゃないかな」「少なくとも僕は、キミがどうなってもいいなんて思っていない。だからしつこく関わっているんだ。まぁ、これも縁だと思って、もう少し付き合ってよ。一緒に考えていくなかで、いい方法は必ずある、あると思う、あるといいなぁと思っている」と答え、「僕は見捨てないけど、キミが見限るなら仕方がない」と、最後に自決の要素を保障するようにしている。

診察室で出会う子どもたちも当然のように皆育っていく。

学校在学中、トラブルメーカーで名を馳せた子も、朝早くから律儀に相談に足を運び続けた。特別な面接ができたわけではない。ただ僕は彼の育ちを見続け、その変化に感嘆し続けた。彼は卒業後の生活設定を自ら行い、診察室からも卒業していった。
二、三年、不本意ながら通院し続けた子がいる。就職を機に、定期的な通院ができないということで、「やっとこれで、縁が切れる。もう二度と来ません」と言っていた彼に、最後の面接の日、「まぁさ、何かあれば、またおいでよ」と僕は伝えた。「まぁ、チャリで来るかもね」と、小さい笑顔をみせ、診察室を出て行った。これは彼の優しさであろう。
相談は、必要なときに活用すればよい。それも、できれば日常の生活のなかで行えることが望ましい。

診察室と治療者に、かれらの自決以上の存在価値をもたせてはいけないと強く思う。

第四章　関係機関とつながる

不登校で通院相談していた少年の母親から、「不登校が続くなら特別な学級に変更されたほうがよいと担任に言われました。どうしたらよいでしょう」と、ひどく取り乱した電話を受けたことがある。急ぎ担任に連絡をし、真意を聴き、担任にそれほど急ぐ必要もないことを、僕は伝えた。小学三年生の少年は、その後二ヵ月もしないうちに自ら登校を再開した。少年は、自力で心を癒し、再び足を前に踏み出した。少年に対して、僕は特に何かをしたわけではなかった。何度か一緒に宿題をし、忍者ごっこで廊下を走り、看護師に叱られたくらいである。

ただ、その後、僕は、市内の小中学校の電話帳のコピーを手帳に挟むようになった。

診察室だけでは完結しない、子どもと家族の生活を守るために、関係機関とつながりあうことが、重要であることを学んだ。

四半世紀前の話である。

「連携」とは

連携、という言葉に拘った。

以前は、ネットワークという言葉を使って、関係機関とのつながりを表現していた。途中で、網の目という語意では、僕が診ている子どもたちに結びつかないような気がした。そもそも僕が診ているのは、そうした網の目から簡単にこぼれ落ちてしまったような子どもたちなのである。さらに、ネットワークという語感は、どこか囲い込んでいる、というイメージが僕にはある。僕が診ている子どもたちは、自由に気楽に生活を楽しめていない。これ以上囲い込み、追い詰めたくないという思いから、ネットワークという言葉も使わなくなった。

「連携」という言葉に拘り、定義しようとした。二〇〇二〜二〇〇四年のことである。主任研究者である齊藤万比古先生から声をかけていただき、厚生労働省精神・神経疾患研究委託費研究事業の分担研究として、注意欠陥／多動性障害の地域治療・支援システムのあり方を検討したときである。

最初は、全国の発達障害のある子の親と関係者の支援団体を対象に地域連携のあり方を調査した。その結果、親と他職種会員が「連携が取れていると思うか否か」では、親は、関係機関と良好な連携が取れているとは評価していないのに、関係機関は、親と比較的良好な連携が取れていると評価しがちであった。この差異は、臨床の実感には当てはまった。さらに、関係機関同士でも、異職種間では、それほど良好な連携が取れているとは評価していなかったという結果を得た。これも合点がいった。

この調査では、「親は専門機関と戦うのではなく、一緒によい方向を探すこと」という親の言葉に心が動いた。

そこで、連携という用語を「複数の者（機関）が、対等な立場に位置したうえで、同じ目的をもち、連絡を取りながら、協力しあい、それぞれの者（機関）の役割を遂行すること」と仮に定義した。

その検証として①立場の対等性、②目的の共有、③連絡の質と量、④協力態勢、⑤役割の明確さ、という五つの項目からなる連携の評価スケールを開発し、「連携」を評価した。結果はとてもシンプルなものだったのだ。

いわゆる連携がうまくいっているという実感は、できるだけ対等な立場で向きあい、目的を共有し、随時連絡が取れ、協力しあいながら、それぞれの役割が円滑に実施できているときに生まれ、うまくいかないと実感するときは、これらの諸要素のいずれか、あるいは複数に齟齬が生じているという結果を得ることができた。

さらに、目的の共有、連絡の質と量、協力態勢、役割の明確さといった四項目は、比較的実現化しやすい一方で、立場の対等性だけは、どうしても大きな課題となった。この対等性の困難さには、多くの要素がある。

この結果を受けて、現在僕は、連携という用語を「複数の者（機関）が、対等な立場での対応を求め、同じ目的をもち、連絡を取りながら、協力しあい、それぞれの者（機関の専門性）の役割を遂行するなかに生まれるもの」と再定義し、互いが対等に近い関係へと近づいた時点からは、連携は、仲間と呼ぶべき関係になる、と考えるようになった。そして、連携とは、本当に必要なときに生じ、山を越えたときには、自然に散会される程度の緩やかな関係が望ましいと考え直した。

この必要に迫られたときに生まれ、必要性がなくなったときに消失する活動のありようを、Engeström, Y. はノットワーキング（Knotworking）と称した。Engeström によれば、組織形態としてのチームは固定したメンバーで構成され、ネットワークは行為者間の固定した構造として理解されるという。Knot とは本来結び目を意味する。Engeström によれば、「活動システムにおける適応的・流動的・自発的なコラボレーションの創発」が促され、「人と人との新たなつながりを創発」するもので「協働的な生成」を考えたものであるという。その真意は、Engeström 自らが提示した、重複する疾病を抱えた患者のニーズに応えようとするヘルシンキの医療チームの事例からも明らかである。それによると、注目すべき点は、「ノットワーキングには、決定を行う単一の中心的な権威といったものは見られない」ということで、むしろ「決定は分散＝共有されている」という点にある。主体は主治医とかではなく、「結ばれ、ほどけ、また結ばれていくように明滅する『ノット』（結び目）なのだ」。

すると、ノットワーキングあるいは連携にとって、大切な心構えが見えてくる。それは主体性と継続性、あるいは途切れなさということである。

主体性とは、自分の意志や判断に基づいた言動、態度である。そこに独力が求められると自立性という表現にもなる。

精神科臨床での問題のひとつに、支援者側の行為が、時に当人の主体性や自立性を傷つけたり、無力化の方向に導いていないかということがある。子どもの精神科臨床の場合、子ども当人の意志や判断が優先されることは、哀しいことに少ない。特に発達障害があると想定されたり、虐待を受けている子どもの場合、主体性をもって対応する当事者はその子でなく、時に親であり、保健師であり、保育士、教師であり、きょうだいである。われわれは、確かにかれらにも主体性を認めるべきであるが、そもそも子ども本人が失っている主体性を忘れてはいけない。

かれらすべてが「支援」の名のもとに、対等性を極端に逸しないよう、心がけておかねばならない。

異職種との「連携」

連携とは、支援者と被支援者という図式だけでない。被支援者を真ん中において、多職種の支援者同士がいかに連携を取るかということも重要となる。この支援者同士の連携は、前述した僕たちの調査でも異職種間での連携がそれほど良好なものではなかったという評価であったことから、難しい部分もあると思われる。

僕が最初に経験した異職種は保育・教育現場であった。僕たちの現場は、子どもと親の切実な声を聴くところでもある。親と保育・教育現場の橋渡し的役割を買って出たのは、何よりも子どもと親のためであった。学校へ直に足を踏み入れ、学校関係者と率直に意見交換し、子ども理解と親への配慮を伝え、できるだけ具体的な対応策を一緒に検討し続けた。それが、その後の親と関係者の心に安心と落ち着きを作り、結果的に子どもの生活を保障することにつながるという実感を得た。

中学進学直後にクリニックを受診したCくんとその母の受診時の希望は、息子がよりよい学校生活を送るための応援依頼であった。これまで通常学級に所属していたCくんも、中学校からは特別支援学級に所属した。

僕ができることは、母からこれまでの育ちの歴史を聴き取り、Cくんと何度か面接し、心理検査を受けてもらい、総合的な生活力を判断することであった。

その結果、軽度の知的な遅れと対人関係における不器用さ、拘り世界と持ち前の頑固さが把握できた。その一方で、とても几帳面で、大人の指示に従い、決められたことを生真面目にやり通すという姿もみられた。そこにこれまでの母親のCくんへの関わりが見え、頭が下がる思いであった。同時に親もまた、思春期を迎えたわが子に対し、徐々に手を離さざるをえないなか、これからの教育現場といかに付き合っていくべきか、大きな戸惑いを抱いていることも十分に理解できた。また、診断名はいらないという強い言葉から、初期の医療あるいは相談業務から、何かしら傷ついた過去をもっていると直感し、Cくんの特性を心に留め置きながらも、日々の具体的な対応を教育現場と共有することを目標に置いた。

僕の最初の仕事は、中学校へ手紙を書き、足を運び、橋渡し役を担ったことを学校へ伝えることであった。そして母親と担任、養護教諭との定例報告会の開催を企画した。毎月一回の報告会では、母親や学校側がCくんの言動やほかの生徒、教師との間に起こるさまざまな日常風景を報告してくれた。僕の役割は、その日常場面から「Cくんは、こんな思いでいるのではないだろうか」と、その言動を仮に理解したうえで伝え続けることだった。学校側の子ども理解と、親のわが子へのまなざしは、時には大きなズレを生む。親はわが子の思いを幼めに見積もり、学校側は年齢相応のハードルを設定する。さらにCくんは、自分の疲れや限度をうまく把握できない特性をもっている。僕は、それぞれの評価を調整したり、時にはCくんにドクターストップという強権発動で有給休暇を取らせたりした。学校全体の理解のために、数回にわたり校内研修会を開いてもらい、課題の共有をはかることもあった。これは、管理職の理解を特に深める結果になった。

こうした側面的支援を医療が担いながら、実際は学校と家庭という生活空間でCくんは十分に守られ、理解され、育まれ、高等支援学校へと巣立っていった。

Cくんは、僕がこれまで関わった複数の子どもたちを重ね作り出した架空の存在である。

ただし、僕が心がけ実践している連携の物語は、ほぼこのようなものだ。

実際に教育現場と連携を取るなかで、僕は多くを学ぶことができた。学校に足を踏み入れることで、学校の対応力が査定できた。そして、教育という生活の場で子どもの育ちを考えるときには、親と学校とが円満に話しあえるよう、医療が側面的、間接的な役割に徹底することで、見えない調停ができることがわかった。

こうした関わりを数多く経験していくなかで、さらにいくつかの教訓を得た。それは、日頃から異職種とよい関係性を築くことを意識しておくこと、そのためにはそれぞれの仕事の中身を少しは見て知っておく必要があること、そして学校という世界は特殊な順序性や秩序性から成り立っていることを知ることができた。でも、これは教育側からいえば、医療側の特殊な上下関係など、医療内でしか通用しないことに驚かれているかもしれないので、お互い様である。そして、改めて子どもは日常空間で育つという事実を知ることができた。逆に診察室で解決できる課題は思った以上にひじょうに少ないことも痛感できた。これは教育への大きな可能性を僕に植えつけた。

次によく経験するのが、児童相談所との連携である。僕は、発達障害臨床と虐待臨床の一部を嘱託医時代の児童相談所で学んだ。児童相談所での仕事が少し見えてきた頃、一五年ほど昔になるが、僕は児童相談所に求められる医療機能を検討するため、北海道内の児童相談所職員を対象に児童相談所が求める医療についてアンケート調査を行った。

その結果、次の四点が、医療者に強く求められていることが明らかになった。

①的確な診断と医療行為ができること
②虐待問題に関われること
③継続的な経過観察と心理的援助ができること
④高い専門性を持っていること

ならばと思い、児童相談所内に常勤の医師を設置するということの是非を、重ねて尋ねた。すると、僕は驚いたのだが、非常勤のままでよいとした意見が少なくなかった。

その理由は、以下の二点で占められた。

①医師という職種がチームに常時入り込むことで、これまでの多職種協業の合議的チームアプローチが壊されるのではないだろうか
②福祉職場の性格を維持したい

僕はそのときに、学んだ。児童相談所は医学モデルで推進してはいけないところなのだ。

改めて医療に求められる四点を読み返すと、児童相談所が医療に望むことは専門職とし

ての援助であり、それぞれの立場を尊重した継続的な実践ではないだろうか。

児童相談所は子どもと家族と相談をし続ける場所なのだ。そこで浮上した課題の一部が医療的な問題である場合、児童相談所は速やかに医療へつなぐ。つなぎ先である医療は、子どもと家族と一緒に、継続的に関わり続けるなかで、事態の解決をはかろうと努力する。それが医療なのである。児童相談所にとっての医療は、あくまでも適宜活用できる外部連携機関の一つであるべきなのだ。


この児童相談所が設定した子どもたちの生活の場所に社会的養護がある。僕も縁あって、児童養護施設、児童自立支援施設、児童心理治療施設（旧情緒障害児短期治療施設）などに関わり続けている。

この生活環境に医療がつながるのは、かなり至難の業であると実感している。施設の生活空間に、医療という異質な機関が入り込むことは、施設の生活を壊しかねない。

僕は二〇〇八年以降の数年間、児童自立支援施設職員を対象に、施設が期待する医療のあり方を調査した。

調査票に記入された結果はおおむね次のような内容である。

施設職員は入所してきた子どもたちへの指導方法、関わり方に悩み、子どもたちをどう理解したらよいかに戸惑っていた。職員には「医療的ケアが必要であると判断された児童は受け入れが難しい」「発達障害の子どものケースについては、医療との連携がないと指導が難しい」という意見があり、そのためには「良い医療機関とタイアップすること」といった切実な思いであった。

その一方で、「施設の処遇が治療教育である」や「施設内のルーティーンワークで対応すべきである」「生活のなかの指導について話しあい工夫していく」「まずは施設内での対応」といった記載も多くあり、子どもたちの生活をまずわれわれの手で守るという職員の強い思いも少なくなかった。

児童相談所が、子どもと家族と相談をし続ける場所であるならば、社会的養護は、何よりも子どもたちの生活に安全を提供し保障する場所なのである。ゆえに職員は、もし医師や心理職が配置されるならば、「施設を理解している」「施設の特異性を知っている」人が望ましい、いやそうでなければ、ともに子どもたちとは向きあえないと主張する。そして、職員が大切にしていることは何かに対して、「同じ時を過ごす」「必要なときに必要な対応ができる」「ゆとりが必要」といった日々の生活の重要さをにじませる記載が、数多くあった。

僕は、社会的養護と連携して対応すべき役割として、以下の四点を抽出した。

①子どもの見立ての提案（これは、多彩な成育と受け継がれてきた生活の歴史と個人状況を結びつけることである）

②応援の提案（これは、今の生活空間でできること、可能な関わりを提案することである）

③緊急対応の提案（これは、半歩先の状況を予測し、緊急時の対応に備えることで、時に緊急入院などへの対応も含まれる）

④生活者への労いと応援（これは、子どもとともに生活している職員の方々への敬意と労いを示すことである）

最近は、こうした機関のほかに、弁護士、少年院、保護観察所の職員、生活保護課の担当者、保健センターの保健師、時に子どもの鍼灸師など、多種多彩な方々とつながりをもたせていただいている。

Kanner, L. は「精神科医はすべてを鳥瞰して患児の福祉をはかる中核的存在であらねばならない」と述べたが、僕は、その子の日常を守り支えるすべての方々を鳥の目で眺め、一つひとつを蟻の目で点検し、その流れの行き先を想像する魚の目ももつ、という三つの目で対応することを目指したい。

改めて「連携」とは

最後に、異職種間での連携を通して、僕が連携するうえで常に心に留め置いている事柄を示し、中間報告とする。

①互いの職場に足を運び、それぞれの仕事の内容・職場の雰囲気・大変さに身と心を寄せ、できるだけの理解を試みる
②相手の職場に就いて仕事をした場合を想定してみる
③己の職場の専門用語を使用して話をすることのないように注意する。できるだけ日常の言葉でのやりとりを心がける
④出会ったときに「ご苦労様。お互い、大変ですね」と声をかけ、相手を労うことを忘れない。くれぐれも、苦言・提言からは会話をはじめない
⑤関係者の助けあい・支えあいは、保護者と子どもを支える礎になると信じる
⑥それぞれの専門的立場を尊重し、尊敬する
⑦もっとも大切にしたいのは、子どもの「今の心」であり、「未来へ向かう育ち」であることを共有する

連携とは、単に多職種が役割を分担することではなく、一緒にそれぞれの専門性を重ねあわせ、互いに尊重しあい、讃えあい、労いあうことである。

連携が醸し出す効果は、その子と親を守るということを常に第一に考えていこうとする哲学の共有である。しかし、さまざまな人生を歩み、ひととき一緒になった関係者が行う連携という取り組みに、互いに衝突したり誤解したりすることは必ずある。そんなとき、連携が目指す中期目標に立ち返りたい。それは子どもと親の笑顔である。そして、長期の目標は、かれらが生き生きと生きることが日常において守られることである。

人間関係の営みのなかで、挫けそうになったとき、僕は僕が試みた連携が誰のための動きなのかを、常に自己点検する。

僕の無力さへの気づきが連携というつながりを求めたのだ、ということに立ち返り、自らの救いの糸を手放さないようにしたい。

三　みたて　かかわる

第五章　診立てる

子どもの精神科臨床において難儀することの大きなひとつに「診断」がある。

診断基準に則って診断名をつけるだけが「診断」ではない。「診断とは決して名札をつけることではない」と述べた牧田清志は、診断にはグループ的接近としての診断分類と、個人的接近としての診断フォーミュレーションという二つの系列があるという。そして診断フォーミュレーションは、個人歴的診断として、いわゆる生育歴、病歴、家族歴を絶え間なく聞き続け、一応の方向性としてあった暫定的診断名を常に検討し変えていく可能性があるとした。

この話を聞いた山中康裕は、それを「見立て」と表現してもよいのではと尋ねた。
ここでは、牧田の主張した診断フォーミュレーションを「診立て」と表記する。

診立てとは

個人歴的診断である診立てのためには、優れた関わりがあるべきで、それ自体が治療的行為ともなることを忘れてはいけない。

そのうえで、診立てのためには、面接や検査などからの情報収集を積み重ねていく必要がある。

Morrison, J. は、①診断や治療に関連する正確な情報をできる限り多く得る、②短時間で情報を得る、③患者との間にラポールを築き、それを維持する、という三点を精神科面接の特徴とした。

子どもの精神科臨床では、そもそも子どもとの間の関係性、ラポールの形成は、早々には難しく、必要な情報も短時間では得にくく、その情報も語る方によってさまざまに偏ることが少なくない。つまり、主要な点が、すべて容易ではないことがわかる。

初回面接では、まず子どもに「また来てもよい」程度の思いを持って帰っていただけること、意を決して来た家族、親には、わずかでも慰労を伝え、持ち帰っていただければ、ある程度の目的は達成したと思っている。ただ、その最後には、相手の状態をどう判断したか、今後の方針をどのようにするかは、伝えることにしている。それが初回の診立てとなる。

診立ての一部をなす評価、アセスメントについてKorchin, S.J. は、「有効な諸決定を下す際に必要な、患者についての理解を臨床家が獲得していく過程」と述べる。

その過程とは、（半）構造化面接、テストからの客観的なアセスメント（フォーマル）と、相手の特質への配慮や経験の積み重ねから精製されてきたプロトタイプの内的検証と、避けがたい主観的判断が加味されるアセスメント（インフォーマル）という二本の道筋を行きつ戻りつ併走することである。

しかし、それぞれが有効な諸決定を下すには課題もある。

まず、フォーマルなアセスメントと位置づけられる、（半）構造化面接や何かしらの記入式テスト、あるいは心理テストなども、向きあう人に対するその人の反応である。互いがもつ対人反応のありようというインフォーマルな要素が侵入することは避けられない。さらに、こうした手技に対する医療側の熟練度も問われる。それでも、一定の枠内での反応を捉えるという設定が、インフォーマルな要素の侵入による乱れを最小限度に食い止める役割を堅持するため、フォーマルなアセスメントに貢献しているとはいえる。

もう一方の、インフォーマルな評価の課題については、どうだろうか。

古くは「大切なことは精神科の患者では根気よく精神的な既往をしらべてみることです。十分に患者の気持を知ってそれから判断をするのです。（中略）検査には何かの方法があるわけでもなく、本当に患者の悩みの奥まで人間的に入り込み何とか解決してやろうという好意があるだけでよいのです。これを面倒くさがらないことが大切なのです。一人の患者に一月も二月もかかります」という西丸四方の言葉がある。

DSM全盛の現代に、いやだからこそ、僕はここにある、時間をかけて常に点検を必要とする姿勢こそが、精神科診断の原点だと感じる。

さらに山下格は、診断とは「基本的には人間が人間を診ること」であり、そのために「診察者と受診者が互いに語り合い、問いつ問われつしながら人間的交流を深める共同作業」と述べた。診断するという事態が、ひじょうに深い治療的関わりなのである。

精神科臨床は面接にはじまり、面接で終わる。

診立ての難しさ

そうはいっても、面接で得る相手の特質への配慮や経験の積み重ねから精製されてきたプロトタイプの内的検証というインフォーマルなアセスメントには、避けがたい主観的判断が常に加味される。

一九八〇年代に行われた従来診断からの精神科医による診断一致率という北村俊則の調査では、「ほとんど一致しないものであることが明らか」になった。

——真摯な人柄だけでは、精神科臨床は成立しない。

この調査の時期は、僕が精神科医になった頃に重なる。先輩医師の初診の診察場面に陪席すると、「おそらく、〇〇ではないか」とか、「△△の印象をもつ」という、全体を見据えて判断される言葉をよく耳にした。当時、臨床場面へ登場しはじめた診断基準としてのDSMに皆、半信半疑、どちらかといえば歓迎ムードではなかったと思っている。同時期に手にした神田橋條治の書籍に僕は驚愕する。そこには神田橋の恩師である桜井図南男教授が、ほかの医師が診断に苦慮していた患者を面接し、即座に診断し、さらに明確な症状がいつ頃から明らかになるかを言い当てたことが記述されていた。そして、どうしてあのような診断ができえたかという神田橋の問いに、教授は「あんなニュアンスの患者を、何人も診たことがあったから」と返答したという。

まさに桜井教授は「相手の特質への配慮や経験の積み重ねから精製されてきたプロトタイプの内的検証」を瞬時に行い、診断したのである。

発達障害臨床の世界に入ってからも、ある高名な医師には、診察室のドアを開けて入ってくるその刹那に、その子に自閉症の診断がつくかどうかが判断できるという逸話があることを聴き、さらに僕は落ち込んでいった。

そしてその伝説は、真実だった。

数年前、統合失調症の基本障害を「対人反応障害」として、相手の示す対人感情のあり方で、瞬間的に診断するという「瞬瞥診断」を行う茅野淑朗の難解な書に触れた。瞬瞥診断そのものが特異的であり、どこか神業的な技のようではあるが、茅野によれば「様々のパタァンへの共感を　身体感覚（目）で深めていくしかない」という。これも、プロトタイプの内的検証を意味しているが、解題として書かれた藤元登四郎の文章に、僕はハッとした。

『瞬瞥診断』は、統合失調者の精神病理を一瞬のうちにしか把握できないという制限がある。それは、時間がたつと、患者と医師の日常的関係の中に吸収されてしまう」からであるというのだ。これは、プロトタイプの内的検証をするときには、実は診断におけるインフォーマルな要素の侵入が生じやすく、それを阻止すること抜きに正確な検証ができないということを意味しているのではないだろうか。

さらに藤元は、茅野の技を「患者様と出会った瞬間の医師自身の『己』の反応を知ること、『観得』」と、「患者に無念に向き合うと病像がとびこんできて、『照見』」する、この二つの文節によって、プロトタイプの内的検証を活用する瞬瞥診断が行われると分析する。観得、つまり己に生まれる心情と、照見、つまり相手を見極めることによって、先入観や外にある基準に左右されずに、瞬瞥診断が行われるというのだ。

僕の診立て

僕は、最初の診察では、簡単に記載してもらった「人とのやりとりが苦手」という主訴や、「じっとできない。落ち着かない」という主訴だけを頭に置き、できるだけ無心に向きあう。待合室での様子、診察室への入り方、僕と向きあう椅子に腰を掛ける一連の動作と、同伴されてきた親の同様の動作と、その子が親に向けるまなざしや態度、その親のわが子に対する声かけや関わり方を、黙って観察し、挨拶を交わす。

確かにそこには、己に生まれるその瞬間の心情がある。

僕のクリニックでは、スタッフによるインテーク面接を実施していない。情報を事前にまとめておくことで、確かに診察の時間は短縮でき、便利ではある。しかし、可能な限り先入観を排除し、己の心情を通してプロトタイプの内的検証に専念する診察を心がけるなら、インテーク面接は、初診の診察後に不足した情報を埋めるために行うほうが得策かもしれない。

日々、己と出会い続け、診察室で面接をしていくなかで、僕は、揺れ動かされる己のありようにも感度を上げておくように努める。

その揺らぎは、単に己の疲労や体調の場合もあれば、内的検証で生じる場合もあるが、鑑別診断の鍵ともなる。

発達障害圏と鑑別を要する障害群は少なくない。そのなかでも、おそらく被虐待体験のある子どもたちとの鑑別は、僕にとっては困難を極める。

そもそも、発達障害圏の子どもたちにある何かしらの生活の営みの難しさは、幼少時期は親が背負っている。だから、生来的な難しさをもつ子どもたちは、その難しさを難しさとは捉えていない。ただただ、不安で、落ち着かず、身の置き所に当たり前に困り果てている。そして、その不快さを、一方的に親に訴え続け、親はそれを受け止め続ける。

親は、普段の生活でできる限りの関わりを子どもに捧げる。しかし、それでも子どものつらさと不快さは消えない。周囲に相談、援助を求めることができると、親子関係がそれ以上悪化することは防げるのかもしれない。しかし、どこにも訴えずに、自分のなかで、家のなかで調整しようとすると、時に叱責、力づくの関わりといった殺伐とした親子関係を作ってしまうことがある。

これが、不適切な養育、あるいは虐待と呼ばれる親子関係を作り出す場合もある。親は、日々の成果の出ない関わりに疲弊し、自己嫌悪し、そんな気分にさせるわが子に、怒りと哀しみを抱く。子どもは、なぜそのような厳しい対応をされるのか理解に苦しみ、それ以前から一向に改善しない生活の営みにくさに途方に暮れ、行き詰まっている。

発達障害傾向だけでも、生来的に苦難な道を歩みやすい子が、さらに環境からも追い詰められてしまう。結果、反応性アタッチメント障害、脱抑制型対人交流障害、さらに心的外傷後ストレス障害、解離症群といった病態が重なる場合もある。

現象として、不適切な養育、あるいは虐待体験のある子どもという情報を、初診前に知ってしまうと、無念に向きあう姿勢に齟齬が生じやすい。ましてや、すでに児童相談所等で得た生活環境や、心理検査所見を事前に知ってしまうと、振り払うことが難しい先入観から診察がはじまってしまう。

当然、発達障害圏と反応性アタッチメント障害、脱抑制型対人交流障害、さらに心的外傷後ストレス障害、解離症群といった症状特性は、知識として十分理解しておかねばならない。しかし、目の前の子どもにその特性の有無を確認することを慎み、子どもに対して揺れ動かされる己の感度を上げながら、プロトタイプの内的検証を試みる。

双極性障害や抑うつ障害群、統合失調症など、発達障害圏とは異なる精神障害との鑑別を求めるために、己と向きあうときもある。

経験的には、発達障害圏の子どもが、ある周期で気分の変動を見せることは少なくない。家族歴も含め、変動の経過を一定期間診続ける必要がある。急ぎ双極性障害や抑うつ障害群に当てはめることはしない。

また、学童期前後の子どもの場合で統合失調症との鑑別に困ることは、今のところ僕にはない。己が揺れるのは、思春期前後からの子どもを前にしたときである。かれらの一過性の異常体験は自閉スペクトラム症として包括的に理解できるか、併存としての統合失調症スペクトラム障害と考えるべきか、迷うことはある。もちろん、ここには前提とする僕の統合失調症スペクトラム障害観としてのプロトタイプ、あるいはその枠の狭さ、広さが同時に問われている。

最近は、近い将来に精神病へ発展する可能性が高い前駆症状を訴える方を、発症危険精神病状態（At Risk Mental State：ＡＲＭＳ）と称したり、精神病閾値未満の弱い精神病症状（Attenuated Psychotic Symptoms：ＡＰＳ）と称する状態があるという。これらへの早期の治療介入が検討されているようだが、必ずしもすべてが精神病へ移行するわけではないらしく、この点に関しては、その判断も含めて慎重な対応をすべきであろう。

診立てからかかわりへ

子どもの精神科臨床では、最初に子ども自身が主体的に面接に来ることは少ない。子どもが小さいときは、主体的に診察を希望されているのは親のほうであることが多い。具体的な生育歴情報は、親から得ることになる。子どもが示す対人感情は、何度か付き合わないと把握しかねる。親からの情報や生育歴から、ある程度の予測、あるいは仮の診立てをし、「診断は続く」。

この間にできることは、子どもと親を常に労い、関係者を勇気づけることである。かつてトルドー診療所に置かれてあったという、「時に癒し、しばしば支え、常に慰む」という言葉は、まさに医療の限界と役割を言い当てていると思われる。われわれは癒すというのはそれほどはできない、支えることもめったにできない、しかし、互いに慰めあうことは常にできよう。僕はここに労いと勇気づけを加えたい。

診察室での出会いを重ねれば重ねるほど、つまり子どもたちとあるいは家族と付き合えば付き合うほど、障害の有無や診断名が話題になることはなく、日々の生活のなかで困っていること、生活をともに営むうえでの問題が話題となることを、僕は経験している。時にそれは、家族個々の問題、たとえば兄の高校入試や、親の仕事上の悩み、夫婦間の衝突などへ拡大する。

診立てをし続け、生活を俯瞰したソーシャルワークをし続けるという関わりは、それ自体が治療的行為ともなる。

そもそも「子供の治療は、緊張や不安や歪められた自己概念によってひきおこされた不快や、快適かつ円滑に機能することを妨げているすべての内的外的な力を緩和して寛ぐように仕向け」ることと、環境調整をまず第一に考える必要があるとKanner, L. は述べた。そのうえで、「精神科医はすべてを鳥瞰して患児の福祉をはかる中核的存在であらねばならない」とも提言している。

発達障害のある子どもと家族を応援することは、優れたソーシャルワークなのである。

古くより生活臨床の立場を貫かれた湯浅修一は、「治療者は病者の自立を援助するため、継続的に生活相談に応じて行く。病者は相談相手としての治療者を一つの支えに、痛み多い人生行路を難渋しながらも、自分の足で歩み続ける。その中から、彼らは自らを洞察し、生活の知恵を身につけ、生きる上に、必要な矜持と拠り所を得て行く」とし、病者の疾病の治療よりもその人の生き様を重視しようとしていた。

そのうえで、湯浅は、治療者－患者関係について、信頼関係ではなく信用関係の辺に留めたいと述べる。それは、近すぎる人間関係が侵襲的になることもあるという思いからであるとも述べている。

しかし僕は、むしろ生活臨床の主流である生活相談というスタンスが、関係の距離を縮めやすいという宿命を担っていることへの諫めのような気がする。

非日常の診察室で関わりながら、その子が、その人が臨む、最大公約数の生活様式を一緒に考えることは、医師とソーシャルワーカーがそれぞれ半身でつながっているような存在である。

生活の相談に乗るためには、相手の個性や考え方、価値観やこれまで生きてきたなかで得た思いへ、僕は思いを寄せながら、同時に生活の基盤となる家族関係や経済状況、地域・周囲との折りあいなどを包括的に理解しようとする必要がある。

日々の診察のなか、僕は相談者の理解に加え、家族、関係者といった相談者を取り巻く環境のアセスメントを更新し続けることで、「その人の生き様を重視」するような関わりができると思っている。

当然その関わり方は、個別的に準備される。どの程度の頻度で来ていただくか、家族は同伴すべきか、面接は家族で行うか、個別に行うか、関係者に声をかけるべきか否かなど、どれをとってもパターン化したものはない。

僕が生活臨床に感じる魅力は、そこに精神療法的作法が置かれているからかもしれない。湯浅は統合失調症スペクトラム障害のある方へ向きあう治療者の態度として、①虚心坦懐にきいる、②大胆率直に意見をのべる、③不即・不離の距離を取る、④悠々と時熟するを待つ、と述べた。井村恒郎も統合失調症の心理療法に必要な態度として「飾りのない自然な率直さ、熱心さ、勘の良さ、不安のない確りとした態度、常識や慣習からの自由といった条件」をあげている。

これは、発達障害圏のある方々とその家族にとっても益ある指摘であろう。

発達障害は生活障害である、という持論をもつ僕にとって、これら古の言葉は支えであり、適切な忠告でもある。

第六章　関わりについて

診察室での僕の振る舞いを、やや意識して振り返ってみる。すると、僕はいったい何をしているのだろうと、まず戸惑った。関わりの前に、思い悩むことが多い。思い悩むのは、本当に日々始終である。

出会いのなかで、まだ状態の把握が思うようにできていない、その方のストーリーが書けていない。落ち込む。

ある程度の仮の理解ができたときも、その推測を埋めるための聴き取りが深まらない、あるいは情報を収集しきれない。焦る。

把握したことを、どうお返しすればよいか、その塩梅に悩む。わかったといっても、どこかその一部は僕の拙速による過ちかもしれない。不十分な理解でさえ、どう言葉にして返せばよいだろうか、悩む。

不安でいっぱいであることが一目瞭然なドライバーのタクシーには、誰も乗りたくはないだろう。思い悩みながらも、穏やかに対応する。演じる。

そのうえで、「まだ、よくわからないところがあります。もう少し時間をください。そして、もう少しお話を聞かせてください。僕のほうでも、もう少し考えてみます」と正直に伝え、関わりをより深めようとする。そのためにも刻を味方につける。双方に刻薬を処方する。刻薬は解き薬でもある。

あれこれとかかわり続ける

関わりは続く。出会いから別れまで、すべては関わりである。「精神医学は対人関係の学である」というSullivan, H.S. の言葉は今も的を射ている。

関わりのなかで、日々、僕は益よりもせめて災いとなるような関わりだけは避けたいと願い続けている。

先日も、わが子のことを心配した母親が、面接の途中で「せめて、今日から何かこの子のためにできること、親としてできることを、教えてください。何か持って帰りたいんです」と語られた。もっともなことである。

僕は初診の段階で薬を処方することはめったにない。初回面接では概観だけの印象をお返し、今できそうな関わりをお返しするしかない。あまりに早急な判断は、その後の関わりの幅を狭小化させることにもなりかねない。焦らずに、これからの関わりへのある程度の覚悟をもっていただきたい。それが、次の出会いにつながる。同時に何か、手土産を渡したい。僕の今日の責務である。

だから、この母がおっしゃった「持ち帰りたいという思い」に、僕は応えたい。僕は、その母に、「ありがとうございます。重要なことです。これは持ち帰れるものではありませんが、ひとつ『今日のことを確認する』役割を持って帰っていただけると助かります。自宅に帰られたあとに、この子に今日の面接の印象を尋ねてください。僕がこの子に話したことや、お母さんに印象として伝えた概観を、その言葉で確認してください。この子の正直な気持ちを聴き取っていただけますか。この子は、とても相手に配慮と気配りをされると僕は理解しています。なので、今日のところは、僕に対して異議申し立てもしないで聴き、語ってくれました。でも、きっと内心思うところがあると思います。そこを、確認してください。これは、お母さんでないとできない大仕事です。そのうえで、次回も来てくれるか、そこも確認してください」と伝えた。

思春期に立つ子どもたちは、未来に光を見いだし大きく前進したいが、なんとも思うようにいかない。そんなときかれらは、これまでの親、特に母親からの関わりが実は支配的であり、そのために前進するチャンスをこれまで失ってばかりいたと、思い込みやすい。そんな不安定かつ等身大の自分と理想と失望とを抱え、さまざまな縁により診察室を訪れる。そこで僕は出会う。

幾度となく、音楽の道に進もうとして反対され、声優の道は閉ざされ、ライトノベル作家の道も邪魔されたと、彼は語る。

歩みたい道を封鎖され、歩みたくない道を呈示され、仕方なくそれを受け入れ、しかし、やはり思うようにいかないと感じ、その道に馴染めず、かといって撤退修正する時間も力もないと思いいたると、かれらは時を止めてこもる。あるいは、架空の道を想像し、そこに身を置こうとする。

思春期とは、孤独で、しかし孤高に振る舞い、自信なくうつむくようで輝く瞳をもち、意地っ張りだが素直で、今だけしか信じないなかで、未来を夢見る一時期である。

多くは、隣にいる親友に打ち明けるような相談を、診察室にもってきてくれる。

児童精神科のなかで、疾風怒涛の思春期にどう向きあうか。思春期精神医学の黎明期に中井久夫は、おそらくそのすべてを開陳したと言っても過言ではない。

いわく、「治療者は、患者が偽善に敏感なのを思い知らされる」ので『いいところ』をみせようとする」が、それに対して「患者はみごとに治療者の弱点と虚勢を衝く」という。治療者に対して「周囲の無力への怒り」を投影し、「挑戦」するかれらに、治療者は「わがことのようにあせり」「治療上の無理をあえてしたり」する。まさに正鵠を射ている。

「高校を辞めて、ギターで生活をしていきたいと思っているんです」

二〇年以上前に僕の前に登場した彼は、そう語った。本当にこのまま夜汽車にでも乗って行ってしまうのではないかと思うほどの覚悟を感じた。

まだ似たような心情から片足が抜けないでいた僕は、反対することも賛成することもできず、彼の熱い思いを聴き続けた。

高校を辞めて、この子と一緒になりたいんですと、思いつめた表情で語る若い男女を前に、理解を示しつつも、経済的困窮を伝え、卒業の資格を手に仕事を探していくこともありではないかと、あくまでも僕の意見だけれどと、伝えたこともある。

時が流れても、親からの被支配感に苛まれ、早くに精神的自立をしたいという思いを、堂々巡りのように語り続ける高校生や、バンドを結成して、思いを詩に託したいという純粋な心を見せてくれる高校生と、僕は出会い続ける。時が流れ、僕の聴く姿勢に、わずかな変化が生じた。それは、ほんの少し先を見て、少しでも得な方法を選択しないかという、姑息な小市民の囁きである。不快にさせ、僕もまたかれらの反発の対象に位置することもある。僕の苦肉の提案にいやに納得し、少しの時間稼ぎに安堵したこともある。

どういった対応がよいかなんて、僕がわかっているわけではない。精神科医として歩んできた人生の隣で、実際にわが子の成長に付き合い、心密かに思い悩み、過剰に関与し、あるいは口を噤《つぐ》み、これからの成長にも、思い悩み続ける「ただの親」としての顔が、診察室でバレてしまわないかと危惧し、あえてバレてしまうような言葉をかけることもある。

「きっと、親だからこそ、そう言うのだろうね。僕も親だったら……」

相手にしたら、ひょっとすると、もっとも聴きたくない言葉だったかもしれない。でも、いつでも見限ることのできる僕になら、感情的にならずに距離を置いて聴いてくれるかもしれない。そんな戸惑いのなかで、僕は言葉を探す。

すでに中井は「巧みにオロしてあげる」ことを強調している。その巧みさは、安全感を失わせずに根回しをし、時には端的に現実の水を浴びせることであるとも説いた。四半世紀後の今、この巧みにオロす関わりは、時をかけ、同時に手を差し伸べてオロす、といったやや準備したうえでの手助けが必要な場合があるのかもしれない。

ゲームに熱中して、なかなか時間通りに生活することが難しくなり、ゲームを終わりにさせようとすると親子で衝突したり、大騒ぎになる小学生の対応について、その子を前にして、「どうすればよいか」と親から尋ねられたことがあった。基本は、その子の味方でありたいと思いながらも、親に少し荷担して、折衷案をひねり出そうとすることである。子どもからは「おまえも所詮は親側の人間か」と思われつつ、親からは「親が言えば角が立つことを、先生だからこそ、ここはビシッと言ってほしいのに、失望した」と思われるような、歯切れの悪い折衷案となる。

結果、頼りない僕が蚊帳の外になり、親子で改めてルールを決めてくれた場合もあれば、折衷案を採用し、あまり役に立たないということで、親が仕切り直しをした場合もある。

家族の生活のありように対しては、精神科医はあまり役立つ存在ではないと、僕も相手も再認識する。

時には、「先生も一時間でゲームは切り上げなさいって言っていたでしょ!」と言葉に出され、すべての決定権が僕に委ねられたかのようなこともある。この場合、すべては僕のせいだから親子で無駄な衝突は回避される。子ども側の異議申し立ては、親ではなく、僕に向けられる。うまくいったときは、その実行者の手柄となり、失敗したときは、すべてが僕の責任となる。

「あまりよい提案ではありませんでした。すみません。では、別の方法を考えてみましょう」

いずれにしても、家族の生活のありように対しては、精神科医はそれほど役立つ存在ではなく、結局は家族内での対話が一番であると、僕も相手も再認識できるような舞台を目指したい。

子どもから「僕はこうしたいと思っているんですが、それについてはどう思いますか？」と尋ねられることもある。

これは、ある意味僕への挑戦である。承認を得ることで、不安を軽減したいという思いも見え隠れしている。中井も、挑戦は治療者へのテストであり、甘えでもある、と述べている。

僕は、かれらがまだまだ現実的な自信をもてずに、この時期を乗りきろうとする場合、何か手立てを求めるのは当然であろうと思う。残念な気持ちが強ければ強いほど、相手に対して攻撃的となるか、依存的になるのだろう。承認を得ようとする対象が相応に評価できればできるほど、自分自身も大きく評価できるため、結果的に治療者を過大評価、時に万能視してしまうこともある。

そうしたいと思っているのであれば、やってみるとよい。その結果を引き受けることが、経験になり、自信になる。たとえ失敗しても、それは次の成功の試金石になる、とできるだけ僕個人の意見を排斥した形で、汎化させようと返答する。

「僕は、キミの年齢のときには、キミほど深く考え、思い悩むことはなかった。安穏としていたように思う。でも悩みは人を大きくすると、僕は思っている。その意味でもキミは大変な作業をしているということなんだと思う。決して無駄なことではないし、大切なことなんだと思う」と感想というか、心からのエールを付け加える。

学校から「このまま登校できないなら、特別支援学級の活用か通級としての学びの教室を活用してはいかがでしょうか」と打診されましたと語る母の隣で、小声で「いやだ」と語る中学生がいる。彼は、その短い人生のなかで、自分の声が周囲に、大人に届かないことを痛感してきた。この子にとってよかれと思われた対応も、この子の承諾を得ることなく、実行され続けた。その検討に彼は参加できないでいた。

慣れ親しんだクラスから離れること、移動先でどのような応援がされるかという具体的状況を一切教えてもらえていないこと、その果てに、そうした支援を実行する場合は、この子の障害名をクラス全員に伝え、そのために特別な対応が施されたということを公開することになったという。

困り果てて、そう語る母に、子どもはまた小声で「いやだ」と発し、「えっ、何?」と問う母に、繰り返すことはなかった。

僕は「ちょっと、待ってください。まずは、この子がどうしたいかが大切だと思います。教員とご家族とこの子で話し合いをすべきかと思います。自分のことを自分抜きで決められることは、とてもつらいことです。まず、どうしてそのような対応が必要と判断されたのか、その対応によってこの子はどれだけ得するのか、そしてクラス全員に自分のことをたとえ一部とはいえ、周知させることの意味とその必要性などを、この子にきちんと伝え、それはよい、それはいやだという意思確認をしてほしいと思います」と伝えた。母もそれは当然ですよねと、さらに困った表情で「でも、来週までに返事が欲しいと言われて」と返答する。

そこに留まることも選択できるなかで、巧みにオロすことも、治療者としては大切なのかもしれない。しかし、誰一人、彼に、そこに留まりたいか、オリたいか確認することなく、話が進んでいる。彼は、こうした「キミのため」という本人不在の判断に沿って生きてきた。いや、生きるしかなかった。

そろそろ、この子の言い分も聞きましょう、というのが、僕の思いだ。この子との長い付き合いのなかで、この子が自ら言い分を言葉にする力があると、僕は思うようになっている。

「(キミの気持ちは)どうだい?」と尋ねると、彼は「今のままで頑張りたい」と声を出し、その後、号泣した。

あれこれと聴き続ける

自分の思いを、考えを、かれらは当然もっている。それに対して、対等に聴く姿勢をもつことの大切さを、僕はかれらとの面接で痛いほど学んできた。

関わりのなかで、自ら声を出すことは大きな力になると思っている。「キミはどうしたい?」と時々僕は、その子の思いを確認する。どうしていいかわからない、という答えにも、思いはある。口にしていいかわからないという場合もあれば、たくさんありすぎて困っている場合もある。時には、まったく思い描けない場合もあるし、言っても無駄という諦めが先に立っている場合だってある。

僕の役割は、その声を発することを保障し、その言葉の真の意味を想像し、思いが伝わる言葉を一緒に探す手伝いをすることである。

診察室で、どうしても友達の持っているモノが欲しくて、黙って持ってきてしまい、母に叱られた、どんなに欲しくても黙って盗ったらダメと言われた、それはわかっているけれど欲しかったと、小学生のその子は、項垂《うなだ》れて語る。隣に座る両親は、こんなことばかりでこれからが心配、といった表情でいる。両親の前できちんと事実を語るその子を褒め、僕はいったん両親に席を外してもらった。

その欲しいモノは何だったのか聴き、自分でそれを正統に手に入れるにはどうしたらよいか尋ねた。「お金があれば」とその子は答える。

欲しいモノは、消しゴムだった。その消しゴムを買うには、お金が必要であるが、この子は、自分で自由に使えるお小遣いがもらえていない。唯一家事手伝いをしたら、お駄賃はもらえるという。

消しゴムの値段を確認して、家事手伝いを何日したら、それを手に入れることができるか、カレンダーを作りながら相談したところ、「あっ、来週買える」とその子は気がつく。ただ、それは、ほかの何も買わない場合であること、いつもは何にそのお金が使われているのかを確認して、再来週に消しゴムを手に入れる計画を立てた。この子は生来的に計画を立てることや、待つことが苦手な子である。こんなことでうまくいくかはわからないが、カレンダーに日々貯まるお金を書き込んで、頑張るということになった。その後両親を呼び、僕は「どうしても欲しいモノを自分でお金を貯めて買うという約束をしてみましたので、協力していただけると助かります」とお願いした。

これまでも何度も言って聞かせていたのです、と話される両親に、きっと他人と約束したのは今回はじめてなので、ちょっと気合いを入れてくれるかもしれません、と僕は追加した。最初、項垂れて語っていたその子は、頑張るという表情をして帰っていった。それでも最初は、診察室内での約束に過ぎず、喉元過ぎれば熱さを忘れるという事態に、僕も直面し、次回は両親がこれまで繰り返ししてきた思いに思いを馳せ、安易な計画であったことをわびることになる。

母は「どうですか？　私の苦労の一部がわかりましたか？」とおっしゃり、平身低頭することも少なくない。返す刀で、「じゃ、また別の方法を一緒に考えよう」と、僕はその子に向きあう。

次の課題は、できないで終わった家事手伝いへの打開策である。

一つひとつ、その子の思いを拾い集めていく。僕は、思いを発して実行に移そうと向きあうことがひじょうに建設的であることを強調し、結果よりも今はその経過を大切にしたいということを親子に伝え続ける。

自分で決める――自分で行うために

関わりのなかで目指すことは、自力本願の大切さに気がついてほしいということに尽きる。

この子にどう関わってよいか、と意気消沈して相談に見える親に対して、これまでの養育を振り返り具体的に認め、賞賛する。人に言われて子育てはできない、と伝え、なんだかんだいっても自分のできる範囲で、きちんとやってきたことに光を充てる。そのうえで、余力があれば、今できているよい関わりを強化することであり、やや少なめのよい対応を、もう少し増やすことを提案することもある。そのために生じる心身の負担を、いかにすれば軽くできるかということも確認し、頑張りの持ち出しすぎを防ぐ。

子どもにとっても、親にとっても、関わる治療者が、何でも知っている、道に光を常に充て、よりよい道を一本指し示す役割をもっている、という誤解をしていることを、わかっていただきたい。

医療的な判断と、日々できることには、大きな差異がある。僕ができることと、相手が望むことだって、常に一致しているわけでもない。そのための気持ちの重なりを目指し、目標を絶えず確認しながら、関わりを考え続ける。

関わる人が多いほうが、選択肢は増える。

クリニックで仕事をしていると、僕の診察のあとで、受診された方や親が、心理士に尋ね、看護師としばし別室で相談を重ねることがある。それは、すでに僕だけでは問題が解決していないことを意味する。心理士、看護師、時に受け付け事務員と相談し談笑することが、きわめて有効であることがある。実際、心理士とあるいは看護師と少し話がしたいと電話がかかってくることもある。

クリニックそのものが、スタッフ全員が相談者なのである。時には、看護師が何か話しにくい家庭内の相談を受けたり、心理士がちょっと年上の人生の師という役割をもつこともある。

僕も含めて、大切にしているのは、人生における多くの決定は自分で行えるということである。

クリニック全体が相談者ではあるが、すべてのスタッフは、最終的には、自分でよく考えてみませんかと、刻を味方に助言する。スタッフは時に僕にも、自分の思いを伝えるようにと背中を押す。自己主張してみようと誘う。自分の決定を、意見を発することを、勧める。

関わりが、あまりにも保護的すぎると、本人の自己治癒力を妨げかねない。その子と親、家族の成長にも支障をきたしかねない。一方、子どもや家族に対してあまりにも頑張らせるような関わりは、かれらを疲れさせ、徒労に終わることも少なくなく、空回りの努力は長くは続かない。

その子と親、家族の成長を信じて、今できそうなことを実際に経験してもらい、かれらの対応力、自力を明らかにしながら、徐々に治療の場から距離が取れるようになることを目指す――それが自力本願ということになる。

外来の相談中に「きっと先生だったら、そう言うと思っていました」と僕の対応や考えを予見したような言葉を聴くこともある。その方の内面にその方が作り出した僕が棲む。でもそれは僕ではない。

初診からしばらくは、僕はやや支持的な視点で対応していると自覚している。児童精神医学は、親や家族を支え続ける医学でもある。やるだけのことを尽くしてきたかれらの多くは疲労困憊し自責的ですらある。

まず労う。これまでの労を労い、その労力は決して無駄にはなっていないことを伝え、その関わりがあることに感謝して、次の足場作りを一緒に考えるようにしている。まずは、ほかにも手立てがあることを具体的に呈示する。しばらくは受診のたびに何か一つでもお土産を準備し、希望をつないでもらう。

内心傷つき、あるいは生活に馴染みにくい子どもたちに、クリニックはキミを決して追い詰めることなく、わずかでもほっとできる空間であることを、保障したい。安心を提供し、信頼関係を少しずつでも構築するように心がけたい。だから、必然的に支持的な視点での対応となる。

支持的な関わりが、保護的な関わりとなったり、知らず知らずにかれらの成長の妨げになる場合もある。一方で知らず知らずに、かれらを追い詰めてしまうような関わりになってしまう場合もある。治療者は自らの関わりの様子を批判的、内省的に捉え続ける必要がある。

日々の関わりは、それでも（だからこそ）、混沌のなかにある。

四　そだつ

第七章　就学前

クリニックを受診される方が抱えている生活を営むうえでのつらさ、あるいは生活協同者が抱く悩みについて、できうる生活の工夫を一緒に考えることが僕の臨床である。当然であるが、そこで語られるつらさや悩みは個々に異なる。ただ、すべてに共通しているのは、そこでの語りは、今の問題に留まらず、将来への不安へと広がり、時にこれまでいかに生きてきたかまでの振り返りとなる。

まさに「我々はどこから来たのか　我々は何者か　我々はどこへ行くのか」というGauguinの絵画のタイトルのようなことが、日々の診察室で語られ、問われている。

その本質は、心身の変容、対人・対社会における質的変化といった「発達」に関わることであり、時間軸というものをひとつのものさしとして考えることで、この拡散をある程度整理整頓することができるかもしれない。

生活障害としてかかわる

発達障害臨床を一つの軸に置いている僕ではあるが、狭義の「発達障害」に絞った臨床をしているわけではない。三〇年以上に及ぶ臨床経験は、年齢性別不問の精神科臨床をただ行ってきた。

古典的な家族療法の言に従わなくとも、精神科臨床では、課題を抱える当事者は目の前の患者だけでなく、そのときそのときに課題を抱えた方が当事者なのである。診察室では、受診される患者だけに焦点を絞った臨床は成り立たない。その方を取り巻く、家族、関係者は傍観者ではない。ともに悩みを抱えている当事者たちである。

たとえば、わが子の育ちから、家族の育ち、夫婦の関係へと話が広がることで、家族が抱えていた生活障害が明確になる面接は数多い。さらに、その子の関わりを相談していくなかで、保育・教育現場に光が充たり、子ども観を大きく変容させた教師との仕事上の付き合いがその後何年にもわたり続くことすらある。あるいは、当初わが子の育ちに心を痛め相談に来られた母とやりとりし続けているなか、話題は徐々に母自身の子ども時代の不適切に関わられていた出来事へと遡り、いかにして家族から離れ、そして新しい家族を作り上げようとしてきたか、といった自分史の語りへ変化するということも少なくない。医療の門をくぐる課題を抱えた人の登場により、それぞれがそれぞれの生き方、生活のありようを改めて考えるようになる。そこに伴走するのが発達障害臨床改め生活障害臨床である。

就学前のかかわり

就学前の子どもや家族と診察室で出会うまでの短い歩みを想像する。

誕生から、あるいは出生前から就学前までの家族の思い、誕生してからの育ちに向ける親のまなざし、母なるものの思いと父の思いの差、そのうしろにいる両家の祖父母の思い、きょうだい関係や地域との関わりといった、さまざまな価値観と、わが子の育ちや健康具合を点検する乳幼児健診における客観的な育ちと健康具合の評価、さらに保育現場での社会的言動への評価から、何かしらの心配材料が生じたのだろう。

そのとき、誰かが「臨床的判断を請う」という必然性をもって診察室の扉を開ける。

就学前に相談に来られた方々にある必然性、相談内容について検討する。大きく分けると親、特に母が相談したいと思ったか、周囲から勧められたかのいずれかによる。もっとも後者であっても、親が必要性を感じていないときは、しばらく保留されることもある。周囲からの勧めは、受診のための最後の一押しであり、すでに親、特に母の心の奥底には、言いようのない不安感や心配が、確実に存在していたことは少なくない。

相談内容で多いのは、育ちのスピードに関するものである。言葉が遅い、発音が不明瞭、運動面が不器用であったり、就学を前に、文字や数字に興味関心がない、あるいは関心があり何でも読めるがまったく書こうとしない、といったようなことが心配事になる。

次に多いのが、関わりの難しさである。家で親の言うことをまったく聞かない、時に反発する、モノに当たる、かんしゃくが激しい、ときにはきょうだいげんかに発展する、親と口論したり、時には怒った親が手を出して後悔する、という家庭のなかでの困り事が語られる。あるいは保育所・幼稚園での粗暴な言動、たとえば友達を噛む、叩く、保育士さんの言うことを聞かない、集団行動が取れない、じっとしていないで教室を飛び出す、このままでは就学も心配と言われたり、保育日記に詳細に記入されているのを読み、困り果てている場合もある。

また、わが子の情緒面を心配して相談にみえた、あるいは上記のような状況に加えて、わが子の心の育ちを心配している親も少なくない。極端な人見知りで、いつも親のうしろに隠れてしまう、家では快活なのに、一歩外に出ると緊張のあまり表情がこわばってしまう、あるいは外出を極端にいやがるとか、生活音を怖がる、食事内容にかなりの配慮が求められるというような心配事が語られ、どうしてでしょう、とその理由を問われる。時には、家族個々に秘めた課題が相談の俎上に乗ることもある。

こうした状況のなかで、あくまでもその子に焦点を絞ると、診察室でできることは、その子の思いに心を寄せることでしかない。

これは、関わりの難しさやその子の情緒面を理解しようとするうえでアルファでありオメガである。

家族の話を聴きながら、その子の遊びの様子をさりげなく観察する。入室からの親との距離感、きょうだいがいれば、その関係性を探る。親が語る言葉への子どもの反応も観察しながら、時には、別々での面接のほうが傷つかないかもしれないと判断したり、親子分離が難しいが、親の言葉に繊細に反応しているようなときは、小声か筆談で情報を聴き取る。

情報収集しながら、この子がどういった思い、感性をもって日々を送ろうとしているのかを想像する。

たとえば、モノに当たる、かんしゃくからの暴力などは、伝えたい思いが言葉にならないことからのもどかしさの表現なのか、瞬間的に衝動的に行動がただただ素早いという悪気のなさからなのか、と想像してみる。前者には、「怒ったんだね、悔しかったんだね」という言葉の補足が、後者の場合は、常に衝動的に手が届かないような距離感をこちらが注意し、時には間に入りブロックするという物理的制限を心がけることで、伝えたい思いを込めることができない叱責をしなくてすむようにしたい。

相手の言うことを聞かない、というときも、聞きたいと思っているが抑えられないのか、言われたことがきちんと理解できていないかで、おのずと対応は異なる。

人見知りや緊張も慣れないからで、場数を踏むとなんとかなるのか、経験の積み重ねよりも、先の予告や見通しの丁寧な呈示で克服できるのか、を査定する。

子どもの育ちは、根性と忍耐で乗り越えていけるところもあれば、生理的に無理というレベルもある。たとえば強い特性からの感覚過敏性は、克服は目指さない。それよりも確実に防御することで安心した生活を提供すべきである。生活をしやすくする助言や支援をした相手は、これからも生活の守り人としてその子に評価される。これからの生活は孤軍奮闘しないですむという思いを提供するために、支援者は具体的に役立つ人にならないといけない。

診立てる、かかわる

就学前の相談では、親は、何をおいてもわが子のことを知りたくて受診する。しかし、専門家であるあなたよりもわが子のことはわかっているという立場から、わが子とわれわれの心情をわかってもらいたくて出会う。同時に、そう簡単にはわかるはずもないという思いと、わかってもらいたくもないという思いも交錯している。そのうえで、専門家であれば、それらを凌駕して、わかるはずではないのか、なのにどうしてわかってくれないんだという、一方的かもしれないが、悔しい思いを浮上させつつ、僕と出会い続けてくれる。この関わりのなかで、僕は、僕が理解できた範囲で、それもその子が獲得している過程という常に現在進行形のなかで、できそうな生活の工夫や手立てを具体的に、現実的に提案し、その過程と得た結果から、さらに検討を繰り返す。それを生活相談と呼ぶ。

就学前の相談の主訴、あるいは受診の契機には、「三歳児健診で、おそらく自閉症かと思うので、専門医を受診してください、と言われました」「就学相談で特別支援学級が望ましいと言われました」という言葉を聞くこともある。

話される親も半分は納得した思いであるが、残り半分は、まだ聞きたくなかった、もう少し柔らかい言葉が欲しかった、障害という表現がつらかったという、言いようのない思いを抱えている様子が、診察室で窺える。


第五章でも触れた通り、西丸四方は、精神医学の診察において「大切なことは精神科の患者では根気よく精神的な既往をしらべてみることです。十分に患者の気持を知ってそれから判断をするのです。（中略）検査には何かの方法があるわけでもなく、本当に患者の悩みの奥まで人間的に入り込み何とか解決してやろうという好意があるだけでよいのです。これを面倒くさがらないことが大切なのです。一人の患者に一月も二月もかかります」と述べている。そのうえで、さらに西丸は「診断に最も重要なことは形と発生様式について経験上得られた公式にあてはまるか否かということであって、この公式は立場によってある程度異なるものであり、従って診断や治療法は立場に応じて異なるのであって、何れがよいとか悪いとかいうべきものではなく、正直なところをいえば、精神科医が決定的診断を下せない場合がよくあ」る、と診断行為と対応の難しさも述べている。

乳幼児健診に話を絞ると、平岩幹男は五歳頃の健診について、発達障害の診断を五歳で

「正確に判断できると考えることは困難である」としたうえで、それでもこの時期に検討する意義を述べ、「診断をつけるよりも、その後の対応に重点を置く必要がある」と主張した。僕も、困難な確定診断を急ぐよりも、心配な点についての評価を行い、適切な支援を早めに行うことは有益であると考える。必要なことは、早期の気づきとじっくりとした対応である。

そのためには、精神科医の観察判断に加え、育ちのスピードやバランスを査定するために心理士が行う心理発達検査が有力な情報となる。

前述した観察判断は、臨床経験をもとにした推測、想像の域であるが、臨床現場では「インフォーマルな評価」と呼び、心理発達検査などは「フォーマルな評価」といえる。

実際の臨床は、この二つの評価を駆使し重ねあせながら、慎重に臨床評価を行い続ける。第五章でも触れたが、臨床的評価とは「有効な諸決定を下す際に必要な、患者についての理解を臨床家が獲得していく過程」であるとKorchin, S.J. は述べている。

第五章でも引用したように、精神科診断は「人間的交流を深める共同作業」と山下格は述べている。至言である。僕はそのうえで、よりよき生活、豊かな生活を営むための相談と位置づけたい。そこには、何をおいても相互の信頼関係の構築が求められる。

インフォーマルとフォーマルな評価によってある程度の状況が整理され、この子にある個性、特性と生活環境が見えてきたら、今できる対策を検討する。

この子のもてる力とこの子に届く関わりとして、指示の出し方、声かけの仕方、外出時の配慮や対策、できないことは無理強いせず、焦らずに成長の刻を待つ、その前提として、この時期の子どもを育てる母の心労に思いを馳せる。母の心情にできるだけ近づこうと努力し、母の語りをできるだけリアルに思い描く努力をし続ける。すると、「大変ですね」「ご苦労様です」といった労いの言葉がごく自然に口から出る。診察場面でのさりげないやりとりに感動し、「よくここまで丁寧に育ててきましたね」と言葉が漏れる。最初の出会いでやるべき最低限の対応である。

次に、その子の特性に対して避けるべき有害な関わりを抽出し、極力行うことのないように留意する。

日々の生活であれば、叱るよりも褒める、注意するよりも具体的な助言をする、できないことは追い詰めずに手を貸し続ける、代わりに行う、というようなことである。ここでも、これまでの関わりを批判するようなニュアンスにならないような配慮は求められる。

家以外での生活空間で生じやすい有害な関わりとして思い出されるのが、好き嫌いをなくすための偏食指導である。音の敏感さに十分に心を添わせることができないなかでの、運動会の行進時の大音量である。

正しく理解するために、相手の心に近づく努力をし続けることが、信頼関係を強くしていく。

たとえば感覚過敏性という状況に鈍感であると、たとえよかれと思った対応であっても、その当事者を追い詰め、傷つけ続けてしまうことになる。

さらに鈍感なわれわれは、そのうえで「どうしてできないの」と追い打ちをかける。完食を絶対条件にした幼稚園で、ある子は口にすべての食材をほおばり、ごちそうさまのあと脱兎のごとくにトイレに走り、吐いた。

僕の経験と想像を超えた苦痛が、つらさがここにある、ということに、心を寄せ続ける必要がある。そして就学前の当事者のつらさは、その体験を言語化し、主張する正当なルートをもっていない、ということが、さらなるつらさでもあることを理解しておきたい。

かれらのつらさに思いを馳せながらも、根本的に解決することができないとしたら、教室を飛び出す、奇声をあげる、トイレにこもる、参加を拒否する、泣く、叩く、というかれらの声なき抵抗に、正当な主張に、僕たちはせめて正しく意味を理解しようと努力し続け、対策を練る努力をし続けるべきである。

親と家族を支える

その理解を生活のなかで実践するために、さまざまなつながりを活用する。

就学前であれば、まずは親、家族と個々にできる範囲での関わりを検討し、その成果を共有する。結果を急がず、日々の経過で一つでも望みが叶うような小さな進化を期待する。ある子は、毎朝、新聞を父に届けることを実践した。別の子は、キッチンタイマーが鳴ったら、玄関から「行ってきます」と言うことを身につけた。親の思いはさらに続くが、まずは一つひとつを喜びあう。

幼稚園や保育所での生活の守り人として、保育士や園長の理解と協力は重要である。それぞれがもつ保育哲学を尊重し、そこにある園児の成長を期待する関わりについて、意見を交換し、結果としてできるだけ具体的な関わりを共有する。ここも急がずに相談をし続ける。登園後の生活がなかなか改善しなければ、その対策を一時撤退するという姿勢も重要である。今できないからと言って、その子の今後を判断するのは早計である。ただし、追い詰められたひじょうにつらい思いが心に刻み込まれると、長きにわたる拒否感と悲しみと怒りがその子の心に作られてしまうことがある。

それは、思春期以降の自己評価に影を落とすかもしれない。

就学を目前に控えた年長児の場合、特別支援教育を受けるか否かは、親にとって大きな決断となる。ある親は、まだ心の準備ができないと、就学相談を受けて困惑した表情そのままで診察室に足を運んだ。ここにも、「（わが子の状況は客観的には）わかっているつもり」です、と述べつつも、園のお友達と一緒に、あるいは兄と一緒に登校させたいという親の思いがある。一方で、これまでの集団生活のなかで、これ以上足並みを無理にそろえさせようとしないで、この子の歩む速度に添って、多くの応援をもらいながら育ってほしいと述べる親とも出会う。

僕が伝えることができる情報は、それぞれの教育現場のよい面と負担になる面についての一般論に過ぎない。それを凌駕するのが、実際の出会いである。「学び」の場も重要であるが、そこでたくさんの刻をともにする教育者の存在は、その子の人生を左右する大きな力になると、僕は実感している。

常に避けていただきたいことは、保育現場や日常のなかで、時に親が受ける言葉である「もっと愛情をもって向きあう」とか「叱ってばかりだと子どもも伸びない」という助言である。一回でもこの言葉を聴いた親、特に母親は、その後の関わりのなかで、この言葉が常にフラッシュバックし続ける。

子育てというマニュアルがない地道で終わりなき関わりに、誰が自信をもって向きあえているといえるだろう。毎日、寝る前にその日の反省ばかりが頭に浮かぶという真面目な保育士の声を聞いたとき、おそらく親ははるか以前から、そして休みなく同じことを思い続けてきたことだろうと思ったことがある。

うまく関われても、どこからも賞賛されるわけではない。ある母は、夜間に熱が出たわが子を夜間救急に連れて行き、小児科医に診てもらったとき、どうしてここまで放っておいたのと言われ、「日中はまだ微熱だったんです、と言うこともできませんでした」と語ったことがある。

見える症状でさえ、親はその全責任を背負う。

ならば、「ほかの園児を叩く子」に対して周囲が、乱暴な子、きっと家できちんとしつけされていない、ひょっとして親が乱暴なのかも、せめて愛情をもって育てるべき、という、見ていない養育状況を推察した言葉や助言指導が、やはり全責任を感じる親をいかに追い詰めるか、疲労困憊している親をどれほど傷つけてしまうか、その想像は容易ではないだろうか。

日々養育に疲弊している親の一部が、こうした助言に対して、自分の子どもを育てる力に自信を失いはじめる。「私が親でなければ、この子はもっときちんと育っているはずです」という台詞を耳にすることは、診察室で決してまれなことではない。

就学前の相談内容が、「この子」に焦点化されているときは、親という存在も支援側の資源の一つである。しかし時に、親が自らを卑下し、傷ついてしまうと、不安や抑うつ的となる場合もある。親が精神的に危機的状態にいたる場合もある。時にわが子に敵対感情を抱いている場合は、助言すらも「見透かされた」という思いを作る言葉となる。労いや休息の勧めだけでは対応できない生活障害が親に認められた場合は、親自身のカルテを作り、主人公として治療の場に登場してもらうほうがよいこともある。

親の悩みが目の前のわが子との関わりを超えて、きょうだいへの介入の困難さにいたることも、そこから派生する配偶者の子ども観と対峙することもある。

時には、きょうだいが当事者として診察室に登場する場合もある。さらに配偶者との関係の悩みが語られることも、そこから両親あるいは配偶者が当事者として診察室に登場してくることもある。

親、特に母は、家族のなかでもっとも子どもと密着した関係をもっている。子どもにとって、親が安定していること、穏やかな生活の基盤をなしていることは、重要な環境である。

わが子との関わりを負担に感じ、時に怒りや痛みを感じ、その思いを吐露されるなかに、単純な子育ての疲労や、周囲の無理解からの孤立感といったもの以上に、その親自身の育ちの歴史に何かしらの課題が隠れていることもある。これまでの秘めた生活障害にはじめて光が充てられることもある。

親との育ちの歴史として、自らの母との関係が語られることがある。その母親像は、完璧な母であったり、支配的な母であったりする。診察室で語る母の自己評価が高まるような関わりがあったことを示唆するエピソードは、残念ながら語られない。

時に若くして親を亡くした痛みが語られたり、義母に育てられた感謝やそれでもやはりわかってもらえてはいなかったという悔やみが語られるときもある。

アディクションや暴力的な親の面倒を見続けている親は、どこか、子どもとしての自分を持ち続けながら、わが子に向きあい戸惑っているようにも見える。

時にかなり深刻な養育体験があり、わが子の育ちのなかにも自分を見いだし、当時誰にも救ってもらえなかった自分が、なぜわが子を守り続けるのかわからないと語る親もいる。

子ども時代の整理、今の子育てに向きあう力の回復と、勇気づけていく関わりが求められる。この親の社会的支援の資源探しが必要なのだ。

時に、恐怖や暴力によって、支配されていた子ども時代が思い出される場合もある。封印してきた記憶に追い詰められる。自らの子ども時代に直面することで改めてわが子への自責の念と、己の母への憎悪を再認識することもある。己の母とは一定の距離を置きながら、支持と労いを伝えていくが、時にはいわゆるトラウマ治療を念頭に置く場合もある。

子育ては、自らの人間関係のあり方を映す鏡でもある。就学前のわが子が、自分の子ども時代と重なり、その相違に改めて気づくことで、封印していた自分が動き出す。

子育てを通して自らの親を赦すことが必要な場合、おそらく就学前の子育て時期には難しいと思われる。刻を経て、わが子が思春期を過ぎるまでは待たねばならないだろう。

就学前のわが子の言動を、医療モデルとして理解できる親もいれば、発達途上の状態として理解している親もいる。夫婦間でも子ども観、障害観で齟齬もある。そのなかで、夫婦のありよう、配偶者への思いが課題となることもある。

配偶者に、わが子に似た特性を発見することもあれば、支えあう養育が成り立たず、不満と不安が拡大し、その配偶者への介入が必要になることもある。

子どもが登場する前の夫婦関係では、それなりに帳尻を合わせたり、諦めることができたが、子育てを通して、対応や考え方に齟齬が生まれると、時に亀裂が生じることもある。そもそも夫婦のありようも互いの両親の関わりを鋳型としている。それは互いにまったく一致していない。齟齬は、互いの育ちの歴史をも傷つけてしまう可能性も秘めている。

一度クリニックのカルテで就学前に初診した子どもたちの状況を振り返ってみた。数名が就学後に受診が途絶えている。その多くは、就学までにある程度の方向性が夫婦間で共有できていたり、わが子への関わりがおおらかであったりしていた印象がある。特に受診一年前後で、心配事が軽減するという成長変化をみせていたことは大きい。

その一方で、家族、特に親が生活面でさまざまな苦労、つらさを抱えたなかでの中断もあった。こうした中断を追いかけるべきか静観すべきか、今後の僕の課題の一つとしたい。

さらに検討すると、悩みは一時軽減したが、一〇歳前後、中学や高校進学前後に、また別の心配事が生じ、数年ぶりに診察室を訪れる場合が少なくないこともわかってきた。わが子への心配が、弱くなったり強くなったりしながら、親子は成長変化していく。

就学前の子どもに対して最有力な支援は、何を置いても生活をともにする親への支援である。その人を支える社会は家族であり、保育所、幼稚園、児童ディサービスなどの地域資源である。これらは、Bronfenbrenner, U. のエコロジー（ecology）理論を基盤にしている。

就学前に生活障害臨床として関わることに意義を見いだすとしたら、子どもの成長発達以上に、家族のありよう、家族システムを検討するチャンスがあることなのかもしれない。過去を清算し、未来に夢を託すには、過去となる時間の総数が少ないほうが、未来の時間が長くなる。

だからといって、成長変化に手遅れという言葉はないということも、僕の持論ではある。

第八章　小学校就学を控え、そしてはじまりの頃

入学前に買ってもらったランドセルを背負い、診察室に入ってきた男の子は、とてもうれしそうにしていた。たくさんの夢と希望がそのランドセルに詰まっているのだろう。隣で苦笑する母からも、その姿を愛おしく感じている様子が見て取れた。

小学校の入学式まであと一ヵ月、その前に幼稚園の卒園式が待っている。

「卒園式は、なんかもう晴れ晴れっていうか、一番ゆったりした表情をしていましたね。私や担任の先生のほうがウルウルしていて」

卒園後に訪れた母は、そんな振り返りをしながら「問題は、小学校に入ってからですよね。入学式からきっと緊張して、また夜に急に起きて騒いだりするかもしれません」と、

ここ一、二週間先の不安を語る。

でも、その子の気分はもう小学生なのだ。

小学校入学前夜からとりあえずの対策

多くの親は、入学を控えていろいろと心配が尽きない。

担任との付き合い方をシミュレーションしたり、事前に相談に行ったときに丁寧に話を聴いてくれた教頭先生があろうことか入学直前に転勤になってしまったと嘆いたり、幼稚園時代のお友達と一緒のクラスになれるかどうか気遣ったり、一緒になるために何か方法はないかと気をもんだり、入学直前に転居をしたため校区が変わり、それまでの学校情報が白紙になってしまったと途方に暮れていたり、早速「僕は学校には行かない」というわが子の宣言を聞き早くも肩を落としたり、ともかく学習についていけるか、いやいや学習以上に友達とうまくやれるだろうかと心痛めたり。

多くの親はわが子の弱点、つまずきの石を熟知していて、できることなら、入学前、入学直後から、その石を取り払い、整備するために、できるだけのことを思案し、時に実行に移し、その一方でクリニックに相談にみえる。

心配なことが明確であれば、対策も立てやすいと考えがちだが、心配を取り払うには支援や資源があまりにも不透明なのだ。どこの、誰に、何を、お願いすればよいかすらわからない。誰が、どこまで、支援してくれるかさえ、わからない。

僕がクリニックでできることは、子どもの様子を診立て評価し、親の不安を査定することからはじまる。それを下敷きに、学校との交渉内容やその手順を親と一緒に考えることである。僕のこれまでのささやかな経験を伝え、この子にとってよりよいと思われる対応をシミュレーションする。

もちろん親にも思いがある。願いがある。親は、そうした自己判断の是非を確認しようとする。二人親の場合、思いのすべてが一致しているわけではないこともある。父の前であまり口を開かない母が、別の日に一人で相談にみえ、別の角度から相談をされることもある。上述した父と母を入れ替えた場合もある。

そして四月。幕が上がる。

僕がよくやる対策は、就学前の二月前後（教員の異動がある程度内定する頃）の打診時の打ち合わせ、四月から五月の連休前（出会いから慣れはじめた頃）、夏休み前までの行事後や授業参観後の情報交換時期の交渉の三つくらいを想定している。

二月前後の動きは、親の方針がある程度明確になっていることを前提とする。わが子が安心して安全に登校し、教室で過ごせるための準備である。仲の良い友人を一、二名でよいので同じクラスにしてほしい、できれば元気な男性教師に関わってもらいたい、可能であれば優しく声をかけてくれる女性教師をお願いします、などと訴える。親には学校を訪問してもらい、学校全体の作りを見回り、わが子が迷ったりしないかどうか簡単な地図を頭に描く、そして支援級の様子をさりげなく見るように勧める。

四月から五月の連休までは、担任がクラスをまとめようと個々の様子を見定めている時期である。幼児期から誤解され、その後先入観で判断されやすいわが子の名誉のため、できるだけ早くにわが子の心情とつまずきやすさを伝えたいと親は思っている。その想いに医学的説明をほんの少し追加して、僕は担任あてに手紙を書く。

その後は夏休み前までの子どもの様子、担任との情報交換を重ね、軌道修正やさらなるお願いを検討する時期となる。

親の不安は続く

親は、この三つの時期だけに心を込めているわけではなく、日々戸惑いと安堵を繰り返す。朝の起床から登校準備にいたるまでの喧噪、登校時のうしろ姿を見ながら、笑顔で帰っていることを夢想する。

下校後に、教室の様子、学習の内容を聞き出す。要領を得ない言葉にイライラしたり、ハラハラしながら、子どもの表情と言葉を見聞きし、わが子の思いに思いを馳せる。

子どもが寝たあとで、わが子に問いいただせなかった疑問を、母は父に伝える。

友達とうまくいかなかったふうなの、お便り帳では友達とけんかしてしまったと書いてあったわ、明日は学校に行かないと言っていたの、何も言わずにゲームをはじめたのでひょっとすると何かあったのかも、ランドセルが変な汚れ方をしていたの、また先生からのプリントを忘れてきたみたい。

母の心配や、ため息混じりの言葉に、仕事に疲れ帰宅した父は、思いと態度がどうしても雑になる、あるいは安心させようと説得に走り、徒労に終わるときもある。

わが子の日々の学校生活を知り、守ることに、親は実はけっこう無力である。

だからかもしれない。

就学後早々のクリニックでの相談事は、学校や担任への評価で終始しやすい。

――ともかく優しそうな先生でした。まだ先生になられて二年目らしいのですが、うちの子は気に入っているようです。

――ベテランな先生のようで安心しました。

よいスタートである。

――優しいというか、ちょっと頼りないというか、きっとうちの子は、なめた対応をしてしまうでしょうね。

――ベテランの先生なのですが、厳しいというか、うちの子のペースがまだ摑めないような気がします。

同じような状況でも、わが子と親と学校の相性は、複雑である。

――入学前にあれほどお願いしたのですが、仲の良い友人はクラスに皆無でした。席もうしろのほうでした。担任はまだどんな感じか、わかりません。

途方に暮れ、不安でいっぱいである。

わが子の日々の学校生活を守ることに、親は一生懸命である。ただ、残念な気持ちからはじまると、人は何よりも警戒心が先立つ。

僕は、親を説得するのではなく、その状況を聞き、驚き、共鳴しつつ、別の視点で状況把握ができないか、話の道筋を探る。現状を複数の視点で判断できるということで、少しでもゆとりをもって、わが子の生活を見守ってほしいからである。

――まぁ、一学期は、双方にとっても、様子見の時期ですよね。この時期に運動会がある小学校もあるのですが、そこでクラスの団結心が作られるようですよ。この子の運動会はいつですか？

——仲の良い友人と別のクラスになったってことは、新しい出会いのチャンスにもなりますよね。

——担任が若い先生ってことは、最近の多様な子どもたちについても十分な学習を大学で受けてきたってことですよ。よかったですね。

——その先生って、子どもに主導権をもたせたように振る舞いながら、実はしっかりと学級運営をしていくつもりかもしれませんね。さすがベテランの先生。これまでの経験は半端ないでしょうから、いろいろと対策をもっておいでかもしれません。

何が真実かは誰もわからない。ありえない夢や幻想を抱かせるようなことは慎みたい。けれど現状に希望がもてるようにはしたい。親が前向きであれば、子どもは挫けるタイミングを逸することもあると、僕は思う。

親はどこに不安をもつだろうか。

一番は学習についていけるかであろう。次いで集団生活を上手にこなせるかどうか、かもしれない。あるいは登校し続けることが課題の子もいるだろう。

担任や学校関係者との折り合いに関しては、わが子以上に親が心痛めていることもある。

つまり、教師との円満な関係を親として築けるかである。

親がわが子に託す思いの幅は、当然であるが親によって異なる。

ある親は、学習能力よりも人とうまくやってほしいと願う。

ある親は、ともかく学習に遅れをとってはいけないと焦る。

ある親は、親の言うことを聞いてほしいと切望する。

そこには子ども側の選択権がない。子ども側の願いは優先されない。親がよかれと思うことが支援の軸となる。

僕は、僕の関わりが、誰にとっての不安回避になるのかを、醒めた部分で意識する。かといって、その子の言い分を一〇〇パーセント採用すべきだとは、思っていない。この子を含む家族の意思が、まずはこの子の生活の足場を作る、そう思いながら僕は、親の不安を少しでも小さくするように考え、同時にこの子にとっても無理ない対応を心がける。

——人とうまくやることって、とても大切ですよね。ずっと心配していた部分ですものね。ただ、きっとほかの子も、それほど上手ではないと思うので、まずは担任とうまくやれることを目指しませんか？　それなら、僕も担任にお願いの手紙が書けそうです。

——やはり、何をおいても勉強ですよね。できないと登校意欲も下がるし、何よりも自己評価が傷つきますよね。ただ幸い一年生なので、どんどん難しくなることはないので、ちょっと段階的に計画してみませんか。まず、この子に必要なことは、決まった時間に登校し、クラスに入り、授業準備を毎回行うことですよね。隣に面倒見のよい子が居れば、その子に手伝ってもらいながら、休み時間のうちに準備して、先生に毎回褒められるということを目指しませんか？　ということで、お母さんか僕が学校と交渉するには、この子のどちらの隣の子が面倒見がよいかという情報を得て、助けてもらうことですね。

――言うことを聞かせることって、けっこう大変で、うまくいかないとイライラしますよね。でも、親の言うことを聞かない子も、学校では先生の言うことを聞くことが多いです。やはり遠慮というか、緊張するのでしょうね。親だとずっとやりあっているので、手の内を知り尽くしているし、どうなっても、絶対見捨てないという思いがありますからね。

子どもは、経験が足りなさすぎて、あるいは上手に説明することができないで、その結果とてももどかしく生活していることはあっても、必ず子ども側にちゃんとした言い分、理由がある、あるいは一部だけでも説明できることを僕は信じているし、それを親や周囲の大人に伝えたい。それは、大きな間違いかもしれないし、僕の勝手な想像かもしれない。だからといって、何も言わないでいると、何もはじまらない。

僕が「……って思っているんじゃないかと思うんです」と言った途端、「そうだよ」と言った子がいた。逆に「いや、そうじゃなくて」と修正説明してくれた子もいた。

対話をしないと何もはじまらない。

親はどこか、間違った対応をしてしまわないか、していないかを恐れ、子どもに遠慮し、口を噤《つぐ》むようにしている部分がないだろうか。僕も親としてわが子にそういった対応をしていると自覚している。

この時期にクリニックに相談にみえる親子は、子どもの育ちを心配されている場合と、親がわが子への関わりに戸惑っている場合と、自分以外の人がわが子に関わるうえでの心配事を抱えている場合がある。時には、わが子の養育方針をめぐって両親間あるいは家族間でうまくまとまらないため、第三者の意見を求めての相談もあるだろう。いずれにしても、わが子の育ちと関わりが何かしらの不安を作り出している。

その不安の引き金は、言葉や歩きはじめの遅さといった育ちのうえでの心配や、たとえば友達を叩いてしまう、一緒に遊べないなど、上手に人間関係が営めないと思われる状況、そして親が何度言っても言うことを聞かない様子への直面などである。

僕は、そこにその子にある発達の歩みや、親との二者関係の成り立ちがたさを診る。そしてこの二つは、切っても切れない関係のなかで、もつれたり互いを補いあったりする。

仮に補いあえている親子は、この時期、クリニックを訪れることは少ない。互いに真に補えない事態になるとしたら、それは思春期になってクリニックを訪れることになる。

この時期は、「学校・学級という集団への適応力」と「学習課題における学習力」が問われるなかで、以前からあったであろうその子の育ちにある心配事と親のわが子への関わりがたさが眼前に現れるのである。

適応力も学習力も個々にある力により、ある程度評価可能となる。その子の育ちの聴き取りと診察場面での様子、心理検査などを活用しての能力の査定などを参考に判断する。

親との二者関係も、診察室での様子あるいは待合室での二人の様子から、徐々に窺い知ることができる。わが子に向ける親のまなざし、子どもが示す親への接近の仕方など、また一緒に面接したときに、親の顔色を窺う子、即座に代弁して語る親、あるいは僕からの質問に答えないわが子に親が繰り返して返事を求める様子、わが子の態度に対してかける親の言葉など、双方が相手をどのように尊重したり、遠慮したりしているかという仕草から想像をめぐらせることで判断していく。

生来的な育ちに「診断がつくほど」の特性のある子の場合は、日々の生活を営むことの大変さ以上に、その子どもが現実世界に足を踏み入れてから安心の得にくさが強く存在していると、僕は感じている。生後一ヵ月あるいは三ヵ月以内まで、つまり頚がまだ座っていない時期、その子は自らの意思でこの世界を見渡すことができない。主たる養育者との漠然とした一緒感を基盤に安心を手に入れようとするこの時期、そもそもの一緒感が成り立ちにくい。それでも徐々にではあるが、どの子も一緒感から安心を入手していく。ただし、その安定感は個々に異なる。僕は「診断がつくほど」の特性のある子の場合、一緒感から安心を手にするまではとてもゆっくりであり、かつ常に不安定感もあると感じている。

親は、こうした子どもとの関わりに「どうしてよいか途方に暮れつつ」、徒手空拳で関わり、困惑している場合もあれば、安心を提供できないことへの罪悪感や自責感をもってしまったり、そうさせたわが子にうまくいかない親のイライラを転化して、つい叱ってしまう場合もあるだろう。そして、この親の関わりは、子どもにとってもまったく一貫しないわかりにくいものとなる。結果、子どもの不安定感はより強くなってしまう。

それは誰にも責められることではない。ただ、日々思うようにいかないという不全感は、親子の円滑な二者関係を育みにくくする。

就学までの時期、そのつらさについて外部とよりよく相談できた経験がある親と、相談しても失望あるいは「育て方のせい」と一刀両断されひどく傷ついた経験がある親、あるいは内心不安や心配を抱えながら、一人（わが子と二人）で乗りきり、今を迎えた親、それらが就学後の親子として、僕の前に登場する。

そもそもよき相談体験がある場合は、事態に前向きに関わることができる。つらい体験をされた場合は、僕との相談にも常に警戒心と不安感がつきまとう。就学後に相談を決意された場合は、これまでの過去の清算と今の対策、そしてこれからの安全保障という過去から未来への安心が欲しいものである。それほどのリターンがないなら、今日の相談を決意しなかった、というほどに。

ゆえに、この時期の僕の最初の一歩は、相談してくれたことへの感謝とこれまでの関わりへの労いからはじまる。

実際に狭義の医療ができる支援は小さく、ささやかなものである。究極、その子の育ちを半歩うしろで見守ることである。もっとも、こっそりと、一歩先を見据えて予防的なあるいはさまざまな準備仕掛けをしておくという、見せない・言えない姑息さをもってはいるが。

不安から不適切なかかわりへ

関係性も課題である以上、時々遭遇する事態として、いわゆる「不適切な関わり」と呼ぶしかないものがある。親としてよかれと思っての対応が、ひじょうに支配的であり、時に暴力的であり、安心を提供する目標に結果的に逆走している事態である。

児童相談所などの関係機関と連携する必要がある場合もあるが、時には、わが子の育ちの様子以上に、親としての自分の振る舞いに、自分の親を重ねてしまっている場合もある。

その瞬間、親は子どもになり、子ども時代のさまざまな出来事を走馬灯のように思い浮かべる。わが子の反応を己の反応として認識したり、当時自分ができなかった反応を示すわが子に羨望と嫉妬と怒りが混じりあうこともある。

ここに来て、親であるその人が、自分の過去と向きあい、今をどう生きるか、考えてしまうことになる。

親は、自室にこもって熟考するようなことはできない。じっくりとゆっくりと己の心に向きあう時間をもつことも親には許されない。

子どもの育ちは待ってはくれない。

さらにこの課題に直面した親は、もう一方の配偶者との関係性にも思い悩む。

――夫は、仕事から疲れて帰ってきて、私の話をちゃんと聴いてくれません。面倒くさいみたいなんです。確かに愚痴みたいなものですから。でも、一人で子育てしているわけではないので、もっときちんと考えてほしい。でも、無理なのでしょうか。

――学校が休みのときは、この子は私の隣でずっとしゃべっているので、ほとほと疲れてしまいます。お父さんがお休みのときは、一緒に遊んでもらいます。ちょっとだけ休まります。でも、遊んでくれる時間が短くて……。

――一緒になってゲームをしてくれるのはうれしいですけど、うちの旦那もムキになるので、時々小学二年生の息子と真剣にけんかしてしまうんです。似たような子どもが二人いるようで……。

そんなときに、ふと親は、自分の親の夫婦関係にも思いを寄せる。父の態度と母の思い、その母にまた自らを重ね、その母から何気なく言われた言葉を反芻する。

親になるということは、それまでの親の歴史を受け継ぎ推敲することなのかもしれない。封印していたわけではなかったのに、時に驚くような場面が思い出されることもある。親の歴史を検証せざるをえないこともある。自らのルーツとでもいえるのだろうか。

わが子と向きあうなかで、時にわが子との関係性に思い悩むとき、その子の育てにくさ以上に、育てる自分がどう関わられてここまで育ってきたか、自らに与えられた関係性に直面するときもある。

養育者は、二者関係のなかに己を見、そこで形成された自分と向きあい、改めてわが子との二者関係を構築し、さらに配偶者との関係性を考えていく。

学校という小さい社会でありながらも、かなり密着した集団に巻き込まれた親子。そのなかで悩みや不全感をもたれた方が相談に来られる。

子どもの精神科臨床は、子（個）に向けた医学的判断（診断）以上に、これまでの育ち育てられた親子の関係性に目を向け、よりあわせた縄のような育ちと関係性の双方に目を向けるものでなければならない。

担任とのかかわり

基本的にどの親も担任とうまくやりたいと思っている。ある親は「うちの子がそこにいる以上、変なことになって、うちの子が居にくくなったら大変」と、その関係性の難しさを語った。だから「言いたいこともできるだけ、相手に伝えやすくかつ感情的にならないように気をつける」と言う。

その一方で担任も思い悩み、困っているはずである。小学校の担任は、クラス全員の生徒の一挙手一投足に目を向け、すべての児童の思いに心を寄せながら、それぞれの成長を願うものである。

さらに、それぞれの親の思いにもよりそいながら、最善の対応を検討し続ける。

ただし、担任が期待し考える子どもの育ちと、親が願う育ちのベクトルが、微妙にズレてしまうこともある。今何を経験させ、何を学ばせたいか、その優先順位にズレが生じてしまうことがある。また、子どもたちが示す言動の許容範囲にも、親と担任とでズレが生じることがある。

担任がイメージする学級のなかでの成長と、親が期待するわが子の成長は、集団と個というレベルからして、視点に差異がある。

そうした思いを抱きながら、担任は、一人ひとりの親や家族の要望を聴き取り、最大公約数的配慮に心を砕く。

小学一年生は、担任という水先案内人を得て、学校という生活空間を、楽しく役立つものであると理解していく過程である。不安から安心に、警戒から安全へと、場の転換を行う力が求められる。

適度の自己主張と仲間意識、そして大人が指し示す正しい道から得る信頼感、それが学級の基礎を作る。

配慮を要する子にある発達の様子を、どのように理解し、いかなる策を練るか、そこは担任の腕の見せ所となる。

特別支援教育から得たさまざまな先達の情報のなか、僕は医療的情報もさることながら、学級での生活場面から得た情報をもとに、どれだけ柔軟に自由に関わりを想像（創造）することができるか、それは担任のやりがいにもつながるだろうと思っている。

その担任の思いを、強化するのも、戸惑わせるのも、実は子どもの状態以上に、親との関係性が大きいと、僕は思っている。

親子の二者関係ではなく、今度は親と担任との二者関係である。それは大げさな「連携」というよりも、信頼関係の構築といったほうがよい。

それが成り立つと、子どもも安心して登校し続ける。

教育現場における親との二者関係の成り立ちは、日々の僕の臨床と似ている。

子どもの状態を評価し、何かしらの関わりの対策を練るとき、僕は、親の思いを最優先する。親に響かない対応は、実行されない。

時には、子どもの願いと親の思いが異なる場合もある。登校したくないという子どもの願いは、「ともかく遅れてもいいから学校に行こう」という親の言葉で立ち消える。「我慢してね」「頑張ろう」というかけ声も、子どもにとっては、さらに追い詰められることになりかねない。そのとき、子どもが正直に思いを行動に移すと、わがまま、反抗的と評価されてしまう。

だから子どもは、特に低学年の場合、言葉での交渉を避ける。体からのメッセージに置き換える。腹痛、起床困難、頭痛、吐き気、発熱などである。

臨床でできる最初の一歩は、体の症状に託した言葉を受け取り、それを親に代弁者のように伝えることである。できれば、子どもの前で親に伝わったことまで感じてもらいたいと思う。僕は「精一杯のSOSかなと思うのですが、まず体を休ませ、同時に心を休ませてあげてくれませんか」と親にお願いする。

僕と親との二者関係は、立場対等ではない。もっとも、親子の二者関係も立場対等ではない。医療判断は時に有無を言わせずということになる。

担任と親との二者関係も、立場対等ではない。前述したように親は学校や担任に対して遠慮していることが少なくない。その一方で担任の判断は、有無を言わせずというほど一方的ではないが、それでも多くの親は、言いたいことを少しはぐっと飲み込む。

多少は有無を言わせない対応になりやすい臨床は、だからこそ子ども側に立ち、親に向きあう二者関係となる。さらに担任と親との二者関係においては、僕は親側に立ちながら、学校にある悩みや苦しさにも思いを馳せる。敵対関係にならないように、僕は学校との二者関係の成立にも腐心する。かつて何度も学校や教室に足を運び、学校長と面談し、学校のテリトリーでの二者関係作りに努力した。最近は、申し訳ないが、診察室というテリトリーに学校関係者を呼び込み、親を交えてそれぞれの二者関係作りに力を入れている。
そのすべては、子どもの学校生活、学級での生活を応援するためである。

第九章　小学校前半

小学校に就学したわが子のことで親が相談にみえるのは、就学前から継続相談していた場合を除くと、授業参観や春の運動会に参加したあとか、一学期修了の通知表や事前の担任からの個別相談後に多くなる。

もちろん、子どもが登校前に「頭が痛い」「お腹が痛い」といった身体不調を頻回に訴えたり、登校を執拗にしぶりはじめたりすることもある。

いずれも、わが子の育ちによりそい、それまでの育ちから、ある程度は想定内であったり、やはりという思いであることが少なくない。

受診・相談の意味

そもそも精神医療に相談する意義や意味とは何だろう。

基本は、わが子の今の状況が「医学的に見て、何か問題があるのかどうか」を明らかにしたいから、医療の門を叩くはずである。そこには、今の状況がひょっとして「医学的」、いやそれが小児科という「身体」を診ることではなく、精神科という「心」を診る機関のほうが、どこか妥当な選択なのではないか、という思いがあるからであろう。

もっとも最近は、心に加え「発達障害」の有無を明らかにしたいということで、精神医療に足を運ぶ場合も少なくない。

一方で精神科外来の役割は、わが子の「心」に向きあうだけでなく、親の心に整理をつけることにもある。

たとえ、発達障害を疑っていても、結局はわが子の心が摑めない、わが子に親としての自分の気持ちが伝わっていない、あるいはわかってもどうしてよいかわからないという「もどかしさ」を解決したいから、親は精神科外来にわが子を連れてくる、と僕は思っている。

身体症状を訴えている子どもを前に、僕は、たとえば、頭痛であれば、いつ、どのような状況のとき、どの程度痛くなるか、それはどの程度続き、どのように弱まるのか、そしてそれは、とても楽しい時間のときにも生じてしまうものかを尋ねる。うまく表現できない場合は、隣に座っている親から情報を得て、本人に正しいかどうかを確認する。

その子の身体症状がどの程度つらいもので、日々の生活を送るうえでどの程度支障をきたすものかを確認する。

その程度に、新鮮に驚き、それは大変なことだろう、つらいだろう、という感想を、本人と家族に伝えることで、ここに来るまでに徐々に風化弱体化した症状の今一度の復権を行う。よくこんな状況をキミは耐えてきたね、ということを発信することで、「またか」という慣れきってしまった関係を払拭する、そんな機能が診察室にはある。

その子の思いを聴き取ることも、診察室の機能である。

たとえば、登校しぶりのような状況に対して、「学校には行くべき」というルールがある。当初、しぶる意味、そこにある意思表示は周囲にあまり拾われていない。

僕は診察室で、登校し続けている子どもでも、登校しぶりをしている子どもであっても、「学校って、時々、行きたくないなぁって思うことない?」と尋ねることがある。ある子は、真顔で「ない」と答え、ある子は苦笑いしながら「ある」と答える。ないと答えた子どもへは「へー、なんて偉いんだ」と感嘆し、あると答えた子どもには「そうだよね。僕も時々仕事を休みたいと思うよ」と共鳴して愚痴らせてもらう。診察室って、そんなことが聴かれ、どう答えても、注意されるところではないんだ、とまずは伝えたい。

子どもとの話が終わったら、いったん子どもには診察室から出てもらい、親と面接する。警戒心、不安の強い子どもは出ることをいやがるので、最低限の話をして、親とは筆談を交えて面接を続けるか、本日の面接はこれでめでたくおしまいとして続きはまた別の日に来てもらう約束を、子どもと取りつける。それまでのどこかで、親だけに受診してもらい、不備不足を埋める約束をする。

精神科の診察室は、親の相談もきちんと聴く機能をもっている。

最初の出会い、関わりに心を砕き、次第に問題の誘因、原因をより細かく分析していく。小学校でいえば、ほかの児童との関わり、担任との関係、学習の習熟度における不安や、就学前から親が漠然と抱いていたわが子にある心と育ちの特性への不安、さらに常に親の心を占めていた家族関係や親としての心情といった、関係性、それぞれの心の動きに着目する。単体として医学的診断をつけることよりも、僕はこうした生活を形作る要素を明らかにして、どのような日常がそこで生じているかを想像することを重視している。

どのような心情で、どのようなキャストが登場し、どういった物語が展開してきたかを、僕は再構築しようとする。毎回の診察は、その構築を壊し作り替えることでもある。材料が足りないときは、まだ出会っていないキャストの登場を依頼する。

想像が空想にならず、できるだけ事実をなぞるよう構築しつつ、どのキャストに新しい台詞を準備し、別の展開を演出するかを検討していく。

関係機関とつながる

そのために、僕は関係者との出会いも重視する。

関わりを演じるということでいえば、どう演じるかの前に、どれほど「その人」を理解するか、どのように理解するか、つまり解釈するかが問われる。こう解釈したことに、ある程度の整合性が成立しないといけない。劇的な展開よりも、平凡に送れる日々を目指すために、僕の価値観や一方的な解釈をゴリ押しすることなく、多くの方に理解可能なト書きを書く、それが僕の仕事でもあると自覚している。

小学校を何度も訪問し、学校長と出会い、教室の隅で子どもたちの様子を見て、教師の授業運営を体感し、僕は、小学校はひとつの社会であり、一人店舗の商店街的なところだと痛感した。

わかりやすい授業もあれば、参観した僕が途方に暮れるほどの難しい指示もあるといった店側の特性と、教師の言葉を自己流に理解してしまう客である子どもたちの多様さに新鮮な驚きをもった。

ある教室にあるやさしさと暖かみは、どうやって作られたのか、ある教室で体感した居心地の悪さは、どこに起因しているか、何度か足を運び、関係者と出会い、学び続けた。

こうした小さい社会で、子どもたちは、一生懸命生きているんだと、実感した。子ども時代は、そんなふうには理解することができなかったが、子どもの心と生活に関わる精神科医になって改めて気がついた。だから、あとに続く子どもの精神科を目指す方々には、現場に足繁く通うべきであると言いたい。診察室では見ることのできない、もう一つの舞台がそこにはある。

ある子は小学二年生になったときに、不登校になった。突然落ち着きを欠き、パニックを示すようになった。発達障害の診断名は、こうした言動が生じやすいという「説明」には力を発揮するが、なぜ一年生のときには目立たなかったのかを十分に説明することはできなかった。僕は親と一緒に学校に出向いた。すると新しい教室は、突然に鳴く鶏のいる小屋がある中庭に面していた。鶏は必要があって鳴くのだろうが、聞く側にとっては、とても唐突である。

その子は、一度も鶏のことを語ることはないが、突然の不快な音の出現は、その場に居られないと思わせるのに十分であろうと僕と母は合点し、結果、教室の変更で課題は消退した。

こうした対処ができるかどうかで、その子の生活の不安は大きく変動する。

小学一年生のある子は、就学後から「ともかく担任の言うことを聞かない」ということで早々に親が呼び出されてしまった。就学前から心配されていた親と一緒に僕は彼の教室に出かけた。

その学校は、間仕切りのないオープン教室で、ノーチャイム制の学校であった。昭和世代の僕としては、落ち着かない風通しのよすぎる教室で、隣のクラスの先生の大きな声は、目の前の先生の指示をかき消した。なんとも騒々しい状況に、彼以上に僕が落ち着かなくなってしまった。それ以上に問題だと思ったのは、ノーチャイム制ということで授業のおしまいがはっきりしないことであった。律儀な彼は、マイペースに過ごし、案の定時計を見て、定刻になると「おしまいです」という独り言を繰り返し、片づけをはじめた。

その態度に教師が感情的に反応したことも、僕は理解できた。同時になぜ注意されるかわからないという彼の心情も理解できた。すべての災禍は、ルールとして不完全なノーチャイム制であることを、オープン教室の感想も含めて学校長に報告させていただいた。学校長は「こうした環境で、おおらかにかつ自己管理のできる生徒へ育ってほしい」という教育理念を語った。

別の地域で同じような環境不適応を示していた小学生の学校訪問時、ノーチャイム制の話題になった。学校長は同じような理念を述べたが、「低学年には厳しいのかもしれませんね」と、早速小学三年生までの教室ではチャイムを鳴らす配慮をしていただけた。

僕はどちらがよい校長と言いたいのではない。どちらも理念のもとで学校経営をされているのだ。

個別の対応といっても、そのすべてが可能なわけではない。鶏小屋の一件も、生徒の数や空き教室の有無により、できるときもあればできないときもある。チャイムは簡単に鳴らせても、間仕切りの壁を設営するには、時間と経費がかかる。

でも、僕は小学校早々の集団生活で戸惑う子どもを、既成の事柄や僕たちの価値観で追い詰めていないかと問い続ける必要性を、現場に行って学んだ。

ある子どもは、学習発表会で上手に吹けないということで足部管の穴をガムテープで塞いだリコーダーを持って壇上に立った。

ある子どもは、休み時間の縄跳びがいやで登校しぶりを示した。

ある子どもは、支援教室の下駄箱が別玄関になっていたことで利用をいやがった。

子どもたちの異議申し立ては、なかなか学校側には届かない。前述のように、その改変には、費用と時間と、長い歴史のなかで堆積された事由との対峙が求められる。

ただ、たとえできないことではあっても、どうにかできないかと呻吟し、結果できない理由を子どもと家族に十分説明することで理解と信頼を得ることはできよう。

小学一年生二学期という刻

小学一年生の二学期は、どのような日常になるだろう。

僕のつたない経験では、子どもたちにとっての戸惑いの刻は、学期はじめの五月の連休明けが一つ目の関門で、次は夏休み明けと思っている。

五月の連休明けで、過敏な子どもたちは学校生活を査定し、次の行動を決める。登校しぶりが早々にみられる場合もある。学習態度や、教室の過ごし方もある程度定着する。保健室や図書室がよく利用される場合もあれば、改めて登下校に親同伴が求められる場合もある。

地域によっては、六月前後に運動会が予定されているところもあり、子どもたちは早速集団行動に直面する。

その後、長期の休みに入る。夏休みである。

宿題にどう対応するか、日々葛藤しながら、徐々にまたあの学校の日常が待っていると思うことで、心がざわつく子どももいる。自宅の生活リズムがあまりにも自由奔放になってしまったことで終盤の軌道修正に時間がかかってしまう子どももいる。夏休みを挟み、学校生活に馴染めない自分を改めて自覚したり、長く休息したことで友人関係に改めて尻込みしてしまう場合もある。そして二学期、子どもはもっとも長い期間登校し続け、年末には学習発表会という一大イベントを迎える。

担任も一学期の経験から生徒一人ひとりの個性や長所、短所も把握できている。そのなかでどういった集団生活を学ばせるかを企図する。

この時期、精神科医としては、一学期以上に親や学校と連携しやすいというか、交換する情報がより豊かになってくる時期でもある。

親の思いも、ある程度の時を経て、ある程度の整理と方向性が見えつつあるときでもある。だからこそ、期待も大きくなり、ゆえに失望も。

正味三ヵ月程度の一学期は、その半分は様子見で終わる。約四ヵ月の二学期は、それまでの経験から、いろいろと具体的な取り組みができる。同時に学校と家族との信頼関係を強化する必要がある。この時期の関係性が、その後の方向性に影響を与える。

運動会、学習発表会は、わが子の参加の仕方によって、育ちの一喜一憂を生む。僕は、うまくいかなくても当たり前くらいの気持ちで見守ってほしいと伝える。収支決算は、卒業時でよいと伝える。

その後に冬休みを迎え、一年の最後の学期となる。印象としては、この時期は夏休みほどの長さもなく、親は年末の忙しさと親戚との付き合いなどであっという間に終わり、子どもはクリスマスとお正月というイベントで得た戦利品で、時間はあっという間に経過する。

三学期は、短期間でもあり、インフルエンザで寝込んだり、学級閉鎖になったりと、なんとなくバタバタと経過するなか、親は二年生のスタートに気を配りはじめる。

小学校の六年間を俯瞰する

二年進級時に、クラス替えがあるかどうか、担任の変更があるかどうかで、親の心は変動する。それまでの関係がよければ継続を、芳しくなければ変更を求めるであろう。さらに学習が進むなか、学びの不安や友達やほかの親との関わりに親は戦々恐々とする。小学校の六年間を俯瞰すると、最初の一年で得た経験が大きく物を言う。一つの教育機関で、それも初期の六年間をひとつのシステムで維持できるというのは、ある意味幸いといえる。

僕の経験でも、最初の一年間の経験が足場となり、二年生が繰り返される。三年になると、学習が段違いに難しくなり、友人関係でも交渉術に大きな差異が生じてくる。他者を通して自己評価を育むこの時期に、多くの子どもは自らの欠点に目が行きやすく、自信を育むことが困難となる。学校という社会で、成就感や達成感をいかに育むかは、小学三、四年生の大きな課題となる。内面の深い葛藤の時期が過ぎて小学五年生を迎える。徐々に学校に存在するヒエラルキーのなかで、子どもの位置づけも上級生、最上級生となっていく。責任感と自負、期待されることができたことへの達成感の有無は、その後の自信につながる。

さまざまな面で「心」に不安を抱く子どもや親は、こうしたそれぞれの時期のハードルを必死に跳び、時に回避して過ごす。

僕は、回避も撤退も、被害を最小限度に食い止める行動として評価すべきであると考えている。特にここにある被害は「心への傷」でもあるからである。

小学校時代に仲の良い友達、仲間ができれば、それはよいことではある。しかし、もし、なかなかお眼鏡にかなわないとしたら、焦ることはない。出会いのチャンスはこれからの長い人生において、無限にあるといってもよいだろう。

傷つき続け孤立していた人が成人後に、真の友えとしての友人を得たという出来事を、僕自身、実際体験している。

担任の意義

僕の知る小学校のシステムは、ひとりの担任が一定数の生徒を受け持ち、その生徒の人生を、生活を一時、大きく引き受ける。これは、教師にとって、大きな心的負担と思われるが、教師は、それが当然という思いで、しっかりと受け止めている。

その受け止め方には、さまざまな個性がある。すべての生徒と親から信頼を得る教師はいない。それは対人支援を行っている僕も、同様である。人が人に向きあっているなかで、常に信頼を勝ち取るのは無理である。逆に一様でないからこそ、次の新鮮な出会いに期待するのである。一様でないからこそ、人生において「かけがえのない」出会いという希有なことも起こるのである。

よいときばかりを願う人生のなかで、僕たちは、よいときは実は常に準備されているわけではなく、常に不確実ななかで、さらにつらく悲しい出来事と直面しながら、それでも明日を信じることができることを体験していく。不確実さに対しても、ただオロオロして逃げ出してしまわないだけの、ささやかでも「楽観視」できることを、多くの時間を費やす学校社会で育んでほしい。

楽観的、悲観的というのは、ある程度は生来の性格、遺伝子的に規定されると言われているが、同時に、その遺伝子は、環境状況からの影響も大きく受けることがわかっているという。

それには、自らの考え方の癖を少しでも変えていくという手段と、周囲からのそれでよいという承認や、貢献に対する感謝、励ましにより変化を期待することができると言われている。自分が必要とされることで、自分の価値観が育つ。

ある教師は、机上の学習以上に行事を皆でやり遂げていく過程で子どもが伸びていくと述べたが、そのためには、丁寧な役割分担や共同体感覚が求められる。これは、相手のできないところを糾弾するのではなく、できるところに注目して、その人の存在価値を認めあうことになるからであろう。

前述の例では、リコーダーの音を出させないことで、クラス全体としてよい演奏をするという結果を目標にしてしまうと、音を出せない子どもは、よい演奏をした子どもたちと一体感をもつことができない。彼は、なぜその舞台に立たねばならなかったのだろう。開演時に舞台袖から登場して演目を発表して舞台袖に去る配役のほうが、その子のクラスのなかでの存在価値ははっきりしたのではないだろうか、と僕は思う。

時間に律儀な子どもが終了時間に後片づけをはじめたら、教師は「今、とても大切なことを話しているので、あと三分だけ待ってくれる?」と伝え、お願いし、その子が承諾したら「ありがとう」と感謝し、三分で授業を終了することを約束する。もしその子が承諾しなければ、「先生はルールを違反するけれど、どうしても必要なの。ごめんね」と謝罪して説明を続けるべきである。

担任から、社会から軽んじられる、無視されるほどつらいことはない。

ある少年は、風邪で欠席した日に、騒々しい教室に入った刹那、その子の名前を呼んで注意した担任のことを出席した友人から伝え聞き、「登校しなくても僕は注意され続ける」と肩を落としたという。


教室には、多くドラマがある。それは、まとまりのない群像劇である。群像劇は一人の主役で成り立っているわけではない。複数の人に自由に焦点が移動する。そのなかで、徐々に一つの物語に収束していく。教師は心にカメラをもち、細やかに演出をする。

そのときそのとき、誰に焦点を当てるか、どう話を進めていくか、それにより周囲はどのように変化するのか、一年あるいは二年の共同生活のなか、どのような物語を紡ぎ出すか。


ある教師は、小学校に就学した子どもと一対一で付き合うことを決めた。その子は当初ひとときもじっとすることはなく、話が続かなかった。教室で飛び跳ね続けた。ここでは控えるが、実に多くのことがあった。その都度に僕たちは互いの現場を行き来した。家族の理解にも救われた。地域の理解のなさと齟齬に苦しんだこともあった。

現時点では、その子は立派な成人となり、僕たちは年をとった。あのときに得たことは、この子と出会え、一生懸命に関われたことだと、その教師はあるとき僕に語った。応援者でありつつ、多くの画面を観客として観てきた僕は、ただ頭を下げた。それはご苦労様でもあり、ありがとうでもあり、しかし、ただただよかったね、でもあった。

一見悲喜劇にみえる小学校という舞台には、たとえようもない精神の救済が関わるもののすべてに提供される一瞬がある。その幕は日々上がり続ける。

第一〇章　小学校後半

本章で小学校編が終わる。

小学校時代は、起承転結でいえば、小学一年生が起であり、二年生以降は承となる。起承にある学校での困り事は、まずは、教師の指示が通るか否か、友人関係での衝突や、徐々に生じる学習のつまずき、そして登校しぶりとなる。その流れのなかで、クラスの顔ぶれも変わり、担任も変更され、先輩と後輩に挟まれての中間管理職として中庸を期待されるのが小学三、四年生、転となる。

一〇歳の壁

僕の臨床感覚でいえば、小学校の三年生後半から五年生前半では、子どもたちは臨床場面で口数少なく、一方で生活様式に変化を感じていることが少なくない。この時期のかれらは、自らが自覚する性的同一性をもつ他者と結びつき、親密さが強く認められ、その後に登場する「思春期」にある「異」性にある程度の距離と畏怖の念をもつ。同時に自らにある攻撃性や倫理観と向きあい、自らの感情を自己調整できずにいる。

児童心理学者のひとり、Gesell, A. は、一〇歳は隠れている未来を暗示する時期である、という。

僕自身を振り返っても、小学一、二年生のときは、ともかく登校し続けることで精一杯で、教室の雰囲気に慣れるのに一生懸命であった。当時の僕は、戸惑うという感性をもちあわせておらず、ただただ前を向いて歩いていくしかなかった。担任からは、家庭訪問のときに、はっきりしない子、性別不明な子と言われ、戸惑った母が、言われた内容をそっくり口にしても、当時の僕は理解できずにいた。

僕は、重松清の小説『半パン・デイズ』に登場する主人公のヒロシを思い出す。

彼は、小学一年生のとき、同じクラスで人気者の「小児マヒなのか、脳膜炎なのか」を患ったタッちゃんと過ごした。和気あいあいとしたタッちゃんとの学校風景は、四年生になると一変した。一年生のときは、クラスメートとの野球もタッちゃんでもできる特別ルールが作られたが、四年生になってからタッちゃんは誘われなくなる。ヒロシはタッちゃんと一緒に下校を続けたが、だんだんとタッちゃんの存在が重荷になってくる。

「もう昔とは違う。クラスのともだちは、タッちゃんのことをいじめたり嫌ったりしているわけじゃなくても、みんなタッちゃんがここにいるのを忘れているみたいに朝から放課後まで過ごす。／同じ教室にいても、ぼくたちとタッちゃんは、一年生の頃とは比べものにならないくらい離ればなれになってしまった」

そんな観察者的なモノローグと裏腹に、ヒロシも、とうとうタッちゃんと一緒の下校を拒絶する。

「親切、もうないよ、ぜんぶ使い果たしてしもうたんよ」

ヒロシは心のなかで呟いた。

ここには、小学三、四年時に登場する人間関係、友人関係の「転」が、とても正直に、リアルに描かれていた。

そういえば、あるとき小学校の先生から「うちの三年生のクラスを見にきてほしい」と言われ、ほぼ半日授業参観したことがあった。

そこには、落ち着きを欠くある少年が、教室に馴染めないだけでなく、クラス中の子どもたちにあれこれとちょっかいをかけながらも無視し続けられ、誰からも相手にされない透明な存在となりつつあった。そして、しばらくすると、その子は教室を出て行った。「多動だから教室を出て行く、のではなく、ここが彼の居場所じゃないから、安心できる場所じゃなくなったから去って行った」ということを、僕は直観した。

別の小学校で、僕は教室を出て行った子どものあとをつけていったことがある。体育館にたどりつき、そこで縦横無尽に走り回り、縄登りをし続けたあの子も、四年生だった。「個」がそこを居場所とし、いてもいいんだと実感する一、二年生から、そこに「相手」を見つけ、ある程度深い関係をもとうとするのが三、四年生の課題ではないかと僕は実感した。

僕自身は、小学二年生までの間に確たる居場所を見つけ損ない、担任が母に言ったかなり辛辣な言葉をそのまま耳にしながら三年生になり、行動をともにする数名の同性の友人ができたことで、ようやくあのときの言葉ってけっこうひどいことだったんだと自覚した。

遅きに気づく落ち込みで暗示された僕の未来は、それでもタッちんよりはましだった。小学五、六年生ではほぼ毎日のように体罰を受けていた。その当時は、厳しい先生がお怒りにならないためにはどうしたらよいかばかりをクラスメートが一丸になって考え続け、無力感に苛まれていた。それほど、何かあるたびに、僕たちは殴られ、同時に結束を深めていった。だから、僕の小学三、四年生は小学校時代でそれでも一番ましなときだった。

壁を越えて

小学五、六年生になると、大人に幻想を抱かず、現実的な対策を練ろうとする。僕の場合は、敵が巨大であったので、民衆として一丸となり、庇いあい、支えあった。それでも数名の日和った級友とは仲違いをした。「転」である小学三、四年生で僕たちは仲間作りと排除を学び、ともにいる安心感と孤独のなかで孤立と開放感を得た。時にそれは反社会、非社会的な言動を生む。権威に歯向かうバリエーションを静かに学びながら、徐々に親とも距離を置こうとしはじめる。

そして僕たちは、やがてくるであろう「厳しい校則」の中学を前に、今を必死に耐えていた。小学五、六年生時代になって、三、四年生時代に形作られた集団と孤立の体験から、皆と一緒にいても、静かに「ひとりでいること」を実行する。実際僕の場合は、この時期に定期的に学校に登校せず、自宅で休息、臥床していた。それでもそれなりに小学校生活を送ることができたのは、小学三、四年生のときの友人たちと、当時の担任に支えられたからであろうと振り返る。僕にとって、小学校の最初の二年間は、生徒としてひじょうに出来が悪く、その存在そのものも否定されていた。そして最後の二年間は、時にひとりになりながら、仲間たちと必死に生き延びた。

Gesellの言う、隠れている未来を暗示する時期に、それでもかろうじて光が充たっていたことを、僕はうれしく思う。

小学三、四年生という大切さ

だから、というわけではないが、この小学三、四年生の子どもたちと診察室で出会うたびに、僕はどのような未来を示すことができるのだろうかと思案する。

精神科臨床をしていると、どのタイミングでどのような出会いをするかが大きな鍵になると思っている。診察室で僕は、子どもと家族に「今日、こうして出会えたことがうれしい以上に、一番よいタイミングで出会えた」ということを強調している。子どもは主体性を発揮できないで〝連れてこられた存在〟であるが、意を決して連れてきた親、家族は診察途中で「本当はもう少し早くに気づき、もっと早くに来るべきだった」と悔やむ。

僕は、どの時期であっても子どもを「精神科」に連れてくることにたくさんの葛藤があったのだろうと思い、本当によく決心されましたね、と思っている。

現在は、なかなか初診の予約も難しいと言われる「児童精神科」ではあるが、決して気軽に足を運んでいるわけではないはずである。

で、その出会いのタイミングということであれば、学校も同様である。

小学三、四年生は、小学校の全生活上で、もっとも重要な時期と言いきってよい。しかし、僕のささやかな経験からは、この時期の学級担任がほかの学年よりは、比較的経験の浅い教師に委ねられることが多いように感じている。

小学三、四年生は、大人に多くを支えられ指示されてきた一、二年と、一定の距離と批判性をもって大人と向きあう五、六年の狭間、ある意味〝繭〟の時期でもある。あるいは、子ども同士の社会ルールの構築のため、大人に対して明確なサインをあまり出さない時期である。実際、目に見えての訴えが少ないのもこの時期である。その意味では、「転」でありながらも、〝関わりやすそうにみえる〟凪の時期と評価されているのかもしれない。だから、比較的経験の浅い教師に委ねられているのかもしれない。

しかし、声にならない思いを抱え、大人からの支配とそこからの脱却、大人への信頼と挫折の挟間で、過去と未来がつながれている時期に教師がアンテナの感度を高めて行う学級運営は、決して容易ではない。

もっとも、比較的経験の浅い教師は、かれらもまた、教師生活のなかで戸惑いながら、明らかな意思を表舞台で表出しにくい、という時間軸にいる。だからであろうか、時に小学三、四年生の子どもたちと担任は、時空を超えた心の重なりを経験することができるのかもしれない。

この時期に子どもたちは、親から少しずつ距離を置こうとしているが、不安も同時に抱えている。親同様の言葉は聞きたくない。かれらは新鮮な大人と出会いたいのだ。

この「若い大人の存在」が子どもたちに大きく受け入れられると、その教師は、皮肉なことに、親からの信頼が下がる。親は、ようやく自立し親離れしようとしているわが子に多少の寂寥感を抱く。そのときわが子の思いが教師に向かっていると知ると、親は諸手を挙げて安堵するよりも、嫉妬し、喪失感、奪われ感を強く感じてしまうのかもしれない。

戸惑う親にとっては、教師が、教条的になりすぎず、かといって、頼りなさすぎても、自ら抱えている多様な不安が解消されない。依るべき大樹としては、教頭先生やコーディネーターがいる。親が求めているのは、半歩先を示す導師である。

この時期、親の信望が厚い教師は、皮肉にも生徒からは煙たがられる傾向にある。子どもたちが頼れる教師は、親からの評価は高くない。

この難しい状況で、教師という役割を穏やかに、バランスよく遂行できる教師が、この時期に適した教師なのである。


常に子どもたちの心眼は正しい。僕は、かれらから聞く教師の評価の適格さ、歯に衣着せない評価に、自ら背筋を伸ばしつつ、頼もしさを痛感する。

だからこそ、信頼に値する教師との出会いは、かれらの人生を一変させる。

ある子は、たくさんの誤解のなか、小学四年生の時点で、学校に、教師に失望しはじめていた。いじめや暴力について、ちゃんと先生に相談したら、という僕の提案にも「教師は子ども同士のトラブルには首をつっこまないんです。僕たちで解決するしかありません」と述べた。また別の子は「先生に相談すると、キミにも悪いところがあるからねと言われてしまいます」と語った。

SOSのサイン、助けてのサインを安心して出せる時と場所は少ない。

それでもある子は、五年生となり、ようやく理解してくれる教師と出会った。彼は「はじめて僕の話を公平に聞いてくれました」「僕がいけないときは、僕を叱ります。それは当たり前で、僕が悪いからです。でも僕が悪くないときは、決して叱りません」と話をした。この当然のことを、それまで体験することができずにいた彼を、このときの先生は救った。僕はこのよき出会いを心から喜んだ。「学校、捨てたもんじゃないね」と。

小学五、六年生という刻

小学三、四年生が「転」だとすると、五、六年生はその転を継続するか、ひとまずの「結」を提供するときとなる。

臨床でも、凪の時期を過ぎた子どもたちが舞い戻る。時に孤立と不信に傷ついた子どもたちは、戻ることことさえも拒否をする。

静かに学習不振となりながら、小学五、六年生となり、現実的な危機感を家族が抱き、再登場したときのかれらには、以前の屈託のない明るさも隠れてしまっている。

友人と支えあいながら凪を過ごし、中学目前にして、今一度大人と向きあい、闘うということで「実は……」と語りはじめた子もいる。それは目立たないでいたいじめの繰り返しや、無視された過去の暴露である。

この時期にある「転」は、誰にも、どこにも、相談できないで耐えてきたなかで、イライラが募り、あるいは自信を失い、しばしば暴力的、感情的になり、診察室で再会するときでもある。

子どもが自分の意思で、思いで、受診するためには、親に依頼するか相談しないといけない。しかし、凪の時期から徐々に子どもたちは親と距離を置き、相談の窓を半分閉じてしまっている。

凪からの「転」を、臨床に反映させるために、かれらは心の訴えに体を使う。

それが原因不明の腹痛であったり、頭痛であったり、嘔吐、発熱であったりする。

僕の場合は、行事前に、心因性だったのだろうと今なら思える喘息発作で一晩中苦しんだ。その当時、僕が実感した精神的危機は、漠然とした不安と死の恐怖でもあった。まず友人に相談したが一笑に付された。親に相談しにくく、祖母に相談したら、困った顔をして「大丈夫」という一言が返ってきただけだった。それ以来、口にしてはいけない言葉として、しばらく飲み込んでいた。

僕は診察室で、当時の僕に出会う。一笑に付したり、安易な慰めは口にしてはいけない。すると残った言葉は、「不安だよね」というなぞりでしかない。子どもたちは半分は安堵し、それでも残り半分で「おまえに何がわかる」という疑いの目を向ける。

僕もそうだったよ、と心で思いながら、できるだけ話を聴き続け、その言葉をなぞる。その子の言葉を口にして、その言葉から僕は自身の心に問いかける。心になぞる、その心にその子の心を重ねようとする。

小学生の言葉は短い。しかも、思いと選んだ言葉がズレることもある。その言葉がどうして選択されたか、その態度をどうして示しているのか、そこにある思いに僕は思いを馳せたい。短い言葉に隠された拒否、不信、期待してがっかりするくらいなら最初から期待しない、という思い、大人である僕はその正直さに被弾され、たじろぎ、口ごもる。それでも、僕に付き合ってくれた優しさに感謝する。僕の子どもとの面接では、いつも最後は、「話をしてくれてありがとうね」である。

これでも昔は、やや躍起になって、関係性を深めようと、非言語的な手法を駆使して接近してみた。年齢的な面で、そこに無理がなく、あざとさが感じられないときは、素直にできた。年齢だけではないが、僕のなかの柔軟性も衰えてきたのか、以前よりも関係性を無理にというか、少しでも、という欲をもって深めようとすることが少なくなった。焦らなくなったといってもよい。かといって、おざなりにしているわけでもない。ただ、今の僕が、無理なく、ある意味自然な関わりを目指しているといってよいだろう。

何度か、子どもたちが「あの先生にはバレている、読まれている、知られている」ということを口にしていると、親から聞くことがある。あの先生とは僕のことである。そんなことは実際はまったくないが、そういった近づき方になっているとしたら、何かが、暴力的なあるいは威圧的な接近になっているのかもしれない。これはよくない。僕は意識して距離を置かねばならない。これは、おそらく小学五、六年生の子どもたちに対して僕が特に気をつけるべき点である。

この時期の親とのかかわり

小学校の六年間を起承転結で考えてみた。同時に関わる僕の老いとの関係も視野に入れ、それでもできれば新鮮な大人として、もう少し向きあいたいと思う。

では、この六年間、親との関わりはいかにすべきだろうか。

わが子の成長に不安と期待を抱きながら、子どもの成長を、親はどのように捉えているのだろう。ほかにその子のきょうだいがいれば、それを一定の参考に、さらに自らの子ども時代の思い出を題材にして学んでいるかもしれない。

親の年代、教育観、わが子への思いに加え、親自身が、子ども時代をどのように過ごしてきたか、自らの親との関係や、友人、教師との関係、それらすべてが、複雑に絡みあっている。そんな思いを抱えている親と診察室で僕は向きあう。

長く臨床をしてきて、僕の前に座る親は、当然僕よりも若い方である。親への僕の言葉に押しつけがましさはないだろうか、批判的、非難的なメッセージに捉えられていないだろうか、趣旨はきちんと正しく届いているだろうか、何よりも、労いの思いが伝えられているだろうか、僕は自己点検しながら、診察室で対話を続ける。親としての戸惑いに共感し、それでも主体性を失わせることなく、口幅ったいことになっていないか、自己点検しながら、対話を続ける。

子ども同様に、小学一、二年時の期待と戸惑い、三、四年になっての不安と安堵、あるいは手がかからなくなったようにみえたことでの喜びと寂しさ、周りの子との比較からの安心や焦り、五、六年になっての学習評価と中学へ向けた不安感など、親もそのときそのときのわが子への思いに右往左往している。

それでも遭難することなく前進していることに敬意を込め、診察室で僕は半歩先を想像して、今できることを一緒に考えていく。焦りをなだめ、躊躇を認め、失望に励ましを送り続ける。それは、単に親を安心させようとしているのではない。子どもの未知数である成長のときを楽しむことができるように、少しでも良好な関係性を親子でもってほしいからに、ほかならない。

小学校の六年間が人生の起承転結ではない。人生においては、常に承と転が繰り返される。子どもたちも親も、そして実は向きあう僕も、それを繰り返している。その繰り返しのつなぎ目で、僕は出会い続けている。

第一一章　不登校について

一九八〇年代に精神科医になった僕は、当時、社会現象にもなっていた「登校拒否」を示す子どもたちと出会う機会を得た。登校しようとすると体調が崩れ、気分が不安定になり、トイレや自室から出てこない、時に布団に包まり、時に暴力的にもなるわが子を前に、親は途方に暮れていた。

執拗でつらい身体症状に対して、数日自宅で様子を見ていた親は、とうとう小児科に連れていく。検査をしても身体不調を裏づける所見はなく、結果、小児科は「体はなんともない」「病的な所見はない」と判断し、親は一瞬安堵し、ではどうして登校できないのかと訝しく思う。

学校に行けない理由が体でないのなら、心かもしれない、ということで、精神科受診にいたる。

不登校について

歴史を振り返ると、一九三〇年代に、意図的に学校に行かないで休む状態を「怠学」と呼んだことが、不登校問題のそもそものはじまりのようである。その後、一九四〇年代に「学校恐怖症」という状態が報告された。そこには、家あるいは親から離れて登校するときに、親子双方に離れがたい強い不安(分離不安)が生まれるという説明がなされ、それまでは個々の意思による行動上の表現であったものが、このとき医療モデル化した。

学校恐怖症よりも分離不安症という用語が、わが国でも一九六〇年まで、比較的多く使用されていたが、この単一的な説明には当初から批判も多く、次第に「学校へ行かない(拒否)状態」を指す言葉として「登校拒否」という用語に取って代わった。しかし、一九八〇年代後半から九〇年前半になると、子どもたちには「拒否」という言葉から想像できるような強い意志は見当たらない、それ以上に「登校したいができない」という思いを吐露する子どもたちも増えてきた。

この頃、一九九二年に文部省（当時）が「学校に行かない、行けないということは、どのような子どもにも起こりうるもの」と公認し、ごく単純に「学校に登校しない、登校できない」状態を示す言葉として「不登校」という言葉が用いられるようになって、今にいたっている。

つまり、一度は、医療モデル化した現象が、社会現象に置換されたのである。登校拒否も不登校も、当然のように診断名ではない。

現在、文部科学省は不登校を「何らかの心理的、情緒的、身体的あるいは社会的要因・背景により、児童生徒が登校しないあるいはしたくともできない状況であること（ただし、病気や経済的理由によるものを除く）」と定義している。その数は一九七〇年代後半から八〇年代にかけて増加しはじめ、二〇〇〇年を待たずに、小・中学校における不登校児童生徒数は年間で一〇万人を越え、二〇一三年以降は増加の一途を辿っている。

これを受けて文部科学省は、平成二八（二〇一六）年に不登校に関する調査研究協力者会議で「不登校児童生徒への支援に関する最終報告」を取りまとめた。そこには、不登校にいたる多様な背景や個々に応じた関わりと家族への支援が強調されている。不登校を問題行動と判断せず、登校することを目標にせず、主体的に自らの進路を捉え、社会的に自立することを目標とすべきとし、さらに、周囲の関係機関との連携が強く求められ、児童生徒理解のための支援シートの作成なども提案されている。

不登校とのかかわりを考える

僕は、八〇年代から不登校行動を示す子どもたちと出会い、現在も「学校に行けない」子どもたちと出会い続けている。三〇年を振り返りながら、関わりのなかで変わってきたこと、変わらぬことについて考えてみる。

九〇年代に外来を受診される不登校にある子どもたちとその親、さらに関係者と出会うなかで、僕は「学校に行かない子どもたち」という名の薄いパンフレットを作った。

それは次のような言葉ではじまる。

〜　わが子が学校に行かなくなったとき、おそらくどの親もまっ先に、なんとか学校へ行かせようとするでしょう。親や先生にとって「学校に行く」ということは、まったく当たり前のことで、「行きたくない」とか「行けない」ということは「あってはいけないこと」なのです。そして、今の学歴偏重主義の時代にあって、こうした子どもの行動は、「困ったこと、ダメなこと」として認めてもらえません。

でも、学校に行かない（行けない）ということは、本当にいけないことなのでしょうか？

冒頭、僕は、親に伝えながら、隣に座る不登校の子に、「キミはいけないことをしているんじゃないよ」と、どうしても伝えたかった。


〜子どもは、基本的に弱い存在で、親の言うこと、大人の言うことには従わなければならないものです。また、自分の言いたいことやしたいことをストレートに表現しても、なかなか受け入れてもらえず、うまく言いくるめられたり叱られたり、止められたりしてしまいます。こうした情況のなかで「僕（わたし）は学校に行かない（行けない）」とは、なかなか言えないものですし、言っても、「行きなさい」という返事も予測しています。

当然子どもたちは、これこれのワケがあるから「行かない（行けない）」のですが、これこれのワケを説明することはとても難しいものです。誰それにいじめられたとか、あの先生が嫌いだといったような理由は、実は氷山の一角で、おそらく本人すらもどうして「行かない（行けない）」のかよくわからないのだろうと思います。ただ漠然と「行かない（行けない）ほうが自分にとって安全である」という思いがあるはずです。こういうと何を甘いことをいっているのだと非難されるかもしれませんが、君子危うきに近寄らずというように、誰でも、身の安全を守るという本能をもって生きています。学校に「行かない（行けない）」子どもたちは、学校には行くものであるという「社会的常識」に責められながら、また「本当は行かなくちゃいけない」という自らの良心とも戦いながら、身を守るため必死に「行かない（行けない）」態度を表明しているのです。「行かない（行けない）」でいるということは、実はとても大変な行動を自分ひとりで考えて決め、とった大切な自己主張なのです。そうすると、「よく自分で決められたね」と褒められこそすれ、何をしているのだと叱られ追いつめられることではないはずです。

と一生懸命に僕は子どもにエールを送り、応援する。

次に、そのなかで僕は、ここにたどりついた手段を評価し、「キミ」に出会えたことに感謝する。

〜　基本的に弱い存在である子どもたちが、「僕（わたし）がこれ以上学校に行くことは、自分にとって危険だ」とは言えませんから（言っても誰もそうだねとは頷いてくれませんし）、子どもたちはさまざまなサインを出します。頭痛、腹痛、食欲不振、不眠、さらには元気をなくし、口数が少なくなり、イライラして親や物にこれまで以上に当たる、などを示します。学校に行かないうえにさまざまな変化を示す子どもを前に、親はようやく病院に相談に来てくれるわけです。

では、たどりついた診察室で僕は何ができるのだろうか、ということを呈示する。キミを応援するという役割を提案する。

〜「これ以上学校に行くことは、自分にとって危険だ」という子どもの気持ちを受け止め、これからどうしたらよいか一緒に悩み、考え、話しあう相手が必要なのです。もちろん、ひとりで考えぬいて、道を作っていける子どもたちもいることはいますが、多くの子どもとその親たちにとっては、支え手が必要です。これまで生きてきて今ここでぶつかった壁を突き破るために、応援する人が必要です。

ここで大切な応援とは指導でなく、一緒にさまようということです。これは最初から答えの決まっている問題を解こうとしているのではなく（「学校に行けるようになる」ということがゴールではない！　のです）、未知の答え、自分に一番しっくりする答え探しの旅に付き合っていこうという、それもちょっとうしろからついていこうといったイメージです。親や先生は、こうした付き合いには馴れていません。ついつい「そろそろ学校に行かないか？」「どうだ？　来てみないか？」などと言っては、せっかくの心の旅を邪魔してしまいます。僕は、不登校の子どもたちが病院に来ると、決まって最初に「しばらく学校に行かないこと、行ってはいけない」と話します。もちろん同伴した親の前で伝えますので、親は怪訝な顔をします。病院に来て、医者から「学校に行きなさい」と説教してもらえると考えている方なら、なおさらいやな顔をするはずです。でも次の受診のときに多くの親は、子どもは学校にもちろん行けていないけれど、元気になった、明るくなったと報告してくれます。これは、学校に行かなくてもよいと言われたことで、子どもたちの肩の荷が（一旦は）おりた、罪悪感が（ちょっとは）消えたことを意味します。子どもたちは、内心肩身を狭くしてひっそりと息して生きていたのです。「今は学校に行かなくていいんだ」という保証が、子どもたちの心をちょっぴり軽くしてくれます。身を守るための不登校を全面的に支持することが、いかに大切か、僕はいつも診察室で子どもたちから教えられています。

当時から、僕は、学校に行ってほしいと願う親と、行きたいが行けないという子どもを前に、「学校に行く」ということを一旦棚上げにして、家で穏やかに生活するための相談を繰り返した。
行かせたい親の気持ちを汲み、焦る気持ちに同調しながらも、今は「待ちの姿勢」をと願い伝え、行けない子どもには、それは「悪い行動ではなく、今最優先すべき選択」であると支持し続けた。

正直に言えば、僕にも先が読めないので、一緒になって一喜一憂して、一緒になって途方に暮れていた。それでも明けない夜はない、ということを頼りに、どこかによりよく生きる道は、必ずあるということを信じていた。

当時はこれでよいと思っていた。しかし、その後、「しばらく学校に行かない」という提案は、半永久的に行かない状況を作ってしまうことにも気がつくようになった。「医者が行かなくてよいといった」ということだけが一人歩きしてしまい、次のチャンスを作れない事態を招いてしまう経験を経て、現在僕は、「まず一週間だけ休んでみないかい？その休み心地を教えてね」と伝えるように変更している。

パンフレットでは学校についても言及した。

～子どもたちが行けなくなった「学校」とはどういったものなのでしょうか？　教育

評論家の斎藤次郎さんは、一年間青森県の小学校に小学四年生として通学し、子どもたちと一緒に「子どもの時」を過ごしたことがあります。斎藤さんによると、学校には三つの機能があると言います。最大の機能は「託児機能」です。子どもを学校に預けて、親は働くことだけでなく、自分の時間を過ごすことができます。この最大のメリットが、一〇〇年以上も学校を支えてきました。第二の機能は、子どもにとっての「サロン機能」です。学校は仲間を作る場所、社交性を身につける場所です。この二つの機能で学校機能は約九〇%を占めます。残りの一〇%が狭義の「教育」機能です。

しかし、現代は教育機能が最大の機能として君臨しつつあります。この機能の逆転が子どもたちを忙しくし、サロン機能を壊していると斎藤さんは言います。僕もまったく同感で、壊れたサロンが「いじめ」を生んでいるようにも思います。学校には、教育という学校の時間と、サロンという子どもの時間があります。子どもは、学校の時間でいっぱしのことを経験し、子どもの時間で生き生きとなるはずです。学校は、このバランスを大切にしなくてはいけないはずですが、現実は学校の時間が幅を利かせ、子どもの時間が奪われています。

このあと、僕は校内にある唯一の心のオアシスとしての保健室と養護教諭の存在に言及した。その一部は今も健在であるが、その後、スクールカウンセラー、スクールソーシャルワーカーなどの異職種の参加により、徐々に保健室が昔のように機能しにくくなっているように思われる。それでも僕は、

〜これ以上学校の時間につぶされまいと、あるいは歪んだサロン機能からの脱出を目指して、不登校という手段を選ぶ子どもが出てくるのは、当然といえば当然ではないでしょうか? 親は、こうした危うい空間に子どもを追いやることに熱心になるよりも、避難してきた子どもを守り、こうした空間を改善するように学校に働きかけなくてはいけないと思います。

と綴った。

おそらく、こうした校内の居場所は、現在、適応指導教室や学習支援をしてくれる児童デイサービス、あるいはフリースクールといった校外の関係機関へと広がりをみせている。実際に文科省も「それぞれの可能性を伸ばせるよう、本人の希望を尊重した上で、場合によっては、教育支援センターや不登校特例校、ＩＣＴを活用した学習支援、フリースクール、夜間中学での受入れなど、様々な関係機関等を活用し社会的自立への支援」の必要

性をうたっている。

僕は、選択肢が多くなることの益と、なんとか校内で対応していくという熱意の弱体化を、ほんの少し危惧する。熱意は時に支配となり、子どもたちにとって重圧ともなるが、自分を思い続けている人の存在、という心の支えにつながる場合もある。

パンフレットでは続いて、親へのメッセージを記している。

〜不登校の子どもの親は、理不尽に責められています。どこから？　学校や社会からです。くどくど書いているように、「学校とは当然行くところ」と理解されていますから、不登校の子をもつ親には、その「当然のことができない子ども」に育てた人というレッテルが貼られます。あげくには、家庭機能がなっていないとまで言われます。本当にそうでしょうか？　僕は、危険な場所から避難している子どもの避難場所に目を向けてほしいと思います。ほとんどの子どもたちは、避難場所として「家」を選んでいます。家こそが安心できる唯一の場所になっています。親はこれを誇りに思ってほしいのです。傷ついた子どもが頼っているのは家であり、多くは「母親」です。不登校の子どもが、少しの間母親と一緒に寝たがる、母親にまとわりつくといったことを、僕はよくその子の母親から聞かされます。「小さいときに十分かまってあげなかった、愛情が不足していたから子どもが学校に行かないで、今、母である私に甘えている。私は親として失格です」。こうした言葉もまた多く聞かされます。僕は、きちんと愛情をもって対応してきたからこそ、今また一番よい場所、心から安心できる場所へと戻ってきただけですよ、と話します。子どもたちが家を選ぶ、母との強い結びつきを望む、これは自分にとって最高の場所だからできることではないでしょうか？　家族には、家族の絆という土台作りがしっかりしていると誇りに思ってほしいのです。自分たちが子どもにしてきたことを思い出して、親の自信を取り戻してください。

不登校の子どもを前にして、親ができることは、飛ぶのに疲れた小鳥の羽休めのように、子どもにたっぷりとした時間を与えて休息させてあげることです。そして、再び飛び立つときを、じっと待っていてほしい。そして、機が熟したらじっくりと子どもの言葉に耳を傾けて、真剣に話しあってほしいのです。いつか子どもは自分から話しかけてきます。自分の言葉で話せるときがきます。そのとき親は、自分の言葉で、既成の価値観にとらわれた表面的答弁でなく、本音で話してあげてほしいのです。それまでは、せかしたり、足を引っ張るようなことをせず、子どもを信じて待つことではないかと思います。最後の最後に頼りになる親に、きっちりと信じてもらえた経験は、その後、別の壁にぶつかったときにも、心の支えになることと思います。

このあと、パンフレットでは家族と学校との連携について述べている。当時も今も、学校、特に担任と家族との信頼関係は必要不可欠で、意思疎通に心がけ、批判しないようにと、記している。この部分は、現在のほうが、より課題であると思っている。信頼関係のなかで子どもを守るという連携は、これまで以上に求められている。一方で、多様な受け皿が準備できたということは、個々が必死に踏ん張らないでもよいということにもなる。しかし、それでも僕は、教育の本質を忘れてはいけないとも思っている。

〜 まとまらないまとめをしましょう。

不登校に限らず、現代の子どもたちはいわゆる「自己肯定感」が希薄になっているといわれています。自分自身を信じる、自分自身を認める力が弱くなっているようです。この自己肯定感は、うぬぼれでなく、周囲から認められて生じるものです。「今の自分でよい」という感覚は、「今のあなたでよい」という周囲からのメッセージで培われます。子育てがマニュアル化し、勉強が競争と点数の真っ向勝負となり、細切れの時間で子どもの時間が奪われ、実はどうなるかわからない不確実性に彩られた未来に向かって「今」という時間が消費される現代、子どもの息苦しさが見えてきます。このような情況で、誰が子どもの力を、子どもの感性を、引き出し、認め、信じていけるのでしょうか？

大人たちには、子ども一人ひとりの個性を尊重し、よいところを認め褒めあげ、すくすくと自由に伸ばしていく責任があります。親は、子どもが生まれたときに、ともかく健康に育ってほしいと願ったときを思い出して、それ以上何も足したり引いたりしないでほしい、教師は、教育基本法第一条に忠実に従い、生きることの大変さと生きることの素晴らしさを心に置いて、人格の形成に付き合ってほしいと思います。

子どもたちはいつか自分の力で立ち上がり、自分の道を歩き出します。いつか子どもたちが大人になったとき、たったひとりでここまで来たという思いにだけはならないように、幸福なときを過ごせたという自負をもって、新しい子どもと出会ってほしいと思います。

学校のありよう

子どもの自尊心に関しては、国立青少年教育振興機構が調査をしている。平成二九年度の高校生を対象とした日本、アメリカ、中国、韓国の四つの国の国際比較で、「私は価値のある人間だと思う」「私はいまの自分に満足している」などの、自己肯定的な項目に対する評価が、わが国では米中韓に比べて著しく低い、という結果を示した。これはある意味深刻なことである。

かつて宇沢弘文は「一人の人間として成長することをたすけるのが教育」と述べ、「一人一人の子どもがもっている個性的な資質を大事にし、その能力をできるだけ育てることが教育の第一義的な目的である」と説いた。前述したように、文科省も「不登校に至る多様な背景や個々に応じた関わり」と述べているが、まだまだ個々に応じた関わりは難しい。

二〇年ほど前、僕は授業参観したときに廊下に貼ってあった絵を見て驚愕した。そこには塗り絵かと思えるほどの同じ構図の絵がびっしりと貼ってあった。しかし、最近も、教師が図工の時間で絵を描かせるときに、テーマだけでなく、構図も指定したというエピソードを僕は聞いた。変わっていないんだな、と思った。

この驚くほどの画一性については、権力とは、人々の行動や思想を司る、というフーコーの権力論を援用し、「学校教育とは、放っておけば多種多様でありうる各自の行動・思考様式を『規格化』する装置」であると貫成人は述べた。ゆえに規格化されるために、透明、可視化される構造が求められる。それが教育現場における成績評価の公開や偏差値という評価を生むというのだ。つまり教育には、そもそも個別性という視点を介入させせない定めがある。その一方で、石戸教嗣は、現代の人々の関心は社会的枠組みへの不信を背景に、自分の内部である「個性志向」が出現していると述べている。しかし、その個性は世界の全体像が見えないなかで個人に求められるという困難さをもつ。

学校は、子どもの将来をある程度規定する受験判定に過大な力をもつ。そのため学校は、多くの権威性を喪失しつつも、子どもの個性を評価、序列化し、成績評価から子どもたちの人生を左右する制度の権威性のみが、今も肥大している。

権威から支配へ移行した学校を、どうしても居場所とできない自らの個性、価値観に強くこだわる子どもたちが、新しい不登校の子どもたちなのかもしれない。

二〇年以上前の僕と再会し、不登校について考えた。かつて僕は、刻を味方にという願いを込めて、子どもたちと出会い続けた。それは成長を信じているからにほかならない。高見順の「われは草なり」のように、伸びられる日があることを、愚直に信じようと思っている。

そのなかで、一定程度の子どもたちは、学校社会へ戻り、僕から去っていった。一定程度の子どもたちは、時間をかけながら、ともに悩み、さらに別の選択をしていった。出会いの刻は、短い付き合いで終わった場合もあれば、長きにわたり付き合い続けた場合もある。

子どもに向きあう僕のスタンスはこの二〇年、悲しいほどに、成長変化がない。一方で、子どもたちはどんどんと世界を拡張させ、面接場面以上に、Virtual friendsとの時間を深化させていく。特に、新しい不登校の子どもは、新たな居場所を求めている。それはVirtualな世界ではなく、Returnでもなく、Departureでないといけない。

しかし、課題は、ではどこへ、ということになる。ここではないどこか、であることははっきりしている。僕は、VirtualからRealな世界を探したい。僕たちはどこに行くのか、を一緒に考え悩む。それは、そもそも「われわれは何者か」への回答も必要としている。

第一二章　思春期を考える

小学校編に次いで、中学、高校生活を考えるより、ここでは思春期のありようについて考えることにしたい。

思春期とは

思春期とは、身体的には二次性徴の発現とともにはじまり、長骨の骨端線の閉鎖（身長増加の停止）で終結する身体・性的成長の時期を意味し、性ホルモンにより性機能の著しい発達を見せる二次性徴とそれに続く性衝動に直面することで、内面的に大きな戸惑いが生じる刻でもある。

社会的には、子ども時代から大人時代に移行する過渡期、子どもと大人の中間の時期も意味している。特に基本的信頼感を踏み台に、親からの精神的離脱をはじめるときでもあり、この精神的な別れは、子どもにとっては一種の喪失体験となり、心理的な危機でもあり、孤独へと導く。

心理的には、自分は何者か、自分はどう見られているか、といった自己評価、他者評価に過敏な時期でもある。他者からの助言や意見に対して、個人攻撃されたと受け取りやすく、周囲から信用されていないといった不全感を抱きやすく、外部からの情報などに多大な影響を受けやすく、感情的にも揺れ動きやすい。不安で自信なく、憂うつ感を抱いているかと思えば、ひじょうに主観的、自己中心的で、きわめて断定的な決めつけをする。常に大人や自分自身、あるいは社会全体を、受け入れたくないといった拒否感や反発と、それらを受け入れよう、あるいは受け入れねばならないとする肯定感の狭間に位置し、己の無力感に大きな挫折感を抱き、その一方で何でもできそうだといった万能感を抱きやすい。しかもこの蜃気楼のような儚いひとときを、じっとして刻を待つことができず、「今しかない」といった焦りと内面から駆られる衝動性のなかで、戸惑っている。この焦燥と孤独を和らげ、支えるために、同性の仲間との親密な交流からの協働関係、仲間作りが求められる。それによって自己を相対化し、社会化へと導く。

時期的には、おそらく中学進学前後から高校卒業前後の頃としてよいだろう。

中井久夫は一九七八年の著書で、この時期を「経験の乏しさと、知的能力や感覚性の大幅の拡大とが結びついて微妙な一瞬の平衡をなす」もので、かれらは「きわめて幻想的であり、独創的な夢想家」であり、ゆえに「多くの患者は『中学二年』をもっともなつかしい時期と回想する」という。この言葉は、そのまま昨今の「中二病」という言説に重なる。少なくともわれわれの情緒的な発達階段における様相は、半世紀を経てもまだ、とりあえずは普遍なのである。

思春期の戸惑い

多くの思春期を生きるものは、この光と影のなかで、平衡状態を危ぶまれながら、あるいは、さまざまな出会いにより、この時期をなんとか歩き、あるいは疾走する。

平衡失調とは、身体の変化に戸惑い、劣等感や羞恥心、あるいは自らの性に嫌悪を抱く場合もあれば、親子関係の変化に大きく戸惑い、愛憎の念が入り交じり、別離としがみつきを繰り返す場合もある。さらに仲間作りにつまずき、孤独のなかにいたり、一緒にいても常に信頼しきれない関係に自己嫌悪を抱いている場合がある。そのなかで、ごく少数のものが、一過性に、一時期の失調に困惑し、相談にみえる。しかし、自ら診察室のドアをノックするものは、またひじょうにまれである。その多くは、従うことに戸惑いと反発を示す大人の勧めからであり、さらにその大人がこの子の平衡失調に困惑している。

関係性からの離脱と囲い込みの狭間にいるかれらが、いくら自らは旅立とうと呻吟していても、包容してほしいという思いも間違いなく強くもつ大人から、他者に委ねられたとき、かれらは、失望と同時に、その他者に対する警戒と拒否をあからさまに示す。

実際に僕はこれまで、「先生とこんなふうに話をしても、常にわかってくれないというズレを感じます」とか、「先生は本当の苦労を知らないですね」とか、「好きなアイドルや曲の名前を言っても、どうせ知らないでしょ」などと言われ続けている。あるいは初回の診察後、「ここに来ると、自分の気持ちが見透されてしまうのでいや」と言って受診が拒否されてしまう場合もある。これらは、まさに、僕のあり方を棚上げすると、反発と同意、接近と拒否といった思春期心性の表出でもある。確かに僕は、かれらがいう苦労を背負いきれずに大人になってしまったかもしれないが、同時に透視術だって身につけてはいない。

それでも関係が放棄されない間に、僕はなんとか関わりの糸口を探そうとし続ける。それが思春期臨床の難しさであり、絶え間ない挑戦でもある。

かれらの訴えは「漠然」とし、取りつく島がないことが少なくない。

はるか昔に出会った思春期に生きるかれらと僕のやりとりには、今思い出しても、赤面する。

中三のある子は、正直どうして定期的に通院してくれるのだろうと思うほど、僕と向きあうのがいやでいやで仕方ないという風情を堂々と見せ続けた。医者と患者の相性ってありますよねと、含みをもたせた言葉を発したあとに長く続く沈黙。「転校生の気持ちを一度教えてあげましょうか」と言ったのに、教えてくださいと応えたら、「やめます」と冷ややかに突き放されたりする。そこには、自ら摑むのが精神科医でしょ、といった表情があり、僕は自身の面接の不甲斐なさに気づかされ、正直僕は、しばらくこの子との面接直前に激しい胃痛を自覚していた。思春期は、真実を真実として表現する時期であると思っているだけに、面接での言葉に、僕もまた追い詰められ、普段でもそれほどない自信をさらに失っていった。

別の中二の子が、生きている意味がわからない、と言えば、なんとか意味を探そうとする自分がいたり、このままでは人を殺してしまいそうで、と語る別の中三の彼に、なんとか思いを留める手立てはないかと内心オロオロし続けていた。僕の前ではまったく優等生的に振る舞いながら、自宅では家族に対して激しい暴力を強いていた中一の彼に、僕はその二つの顔について知っているよといつ伝えるべきか、迷い続けていた。

はるか昔のかれらとの出会いを思い出すと、それでもなんとか伴走しようとだけはしていた自分を発見する。僕が当時から今も、唯一自らに課して、大切にしていることは、僕はかれらから見限られてもよい、しかし、僕自身がかれらとの関係の舞台から降りないことだけは心がけたい、ということであった。

かれらへの構え

思春期は、社会のルールにがんじがらめの大人と、無邪気に振る舞う子どもの境界線に立っている。時には圧倒的な正義感を発揮したり、驚くほどの潔さ、それは保身という言葉でなく、しかし、自己犠牲という思いでもなく、ただただまっとうな行為の選択をする。そうかと思うと、あまりにも理不尽で不条理な社会に対して、同調できずに激しく反発するか、じっと内閉する。

そんな平衡失調にあるきわめて少数のかれらに、出会えたことを僕は大切にしたい。

大人になっていくことは、さまざまなことに批判を抱きながらも、この社会のルールを守らないと社会に受け入れてもらえないかもしれないという不安のなか、不満に耐え、批判を控え、現実的な社会の一員として成長しようと思いきること、あるいはそうしようと諦めることである。そのためには、誰か信頼できる人を見つけ、その人のようになりたいと願い、その人の考えや感情を正確に認知して自分のものとして取り入れようとする一時期が必要で、その後にその人から離れ、自らのなかに棲むその人と結びつき続けながら、時々対話をし、自己決定する力をもつことである。

大多数のかれらは、日々の生活のなかにそういった他者と巡り会う。きわめて少数派の、そのなかで、さらに少数派のかれらと出会うとき、僕や、僕の仲間であるクリニックのスタッフたちが、そうした他者としてかれらのお眼鏡にかなうかどうかが、僕たちの使命となる。

そのためには、時に治療構造さえも、いくばくかルールを逸脱し、かといってそれは、自らが責任を負える範囲の逸脱であり、それを通して何事も杓子定規にはいかないが、無軌道ではさらに危ういということを、身をもって示す必要がある。

そのなかで、かれらの振る舞いすべてには意味があり、なぜ、多くの選択肢から、その振る舞いを、あるいは症状を選択したかを、僕は探索する。

「先生とこんなふうに話をしても、常にわかってくれないというズレを感じます」と語った少女は、その後、学校で価値を共有できる教師と出会い、自分の居場所を獲得した。「先生は本当の苦労を知らないですね」と語った少女は、自らの力で過去を整理し、立派に成人し、今は前を向いて生きている。「このままでは人を殺してしまいそう」と話し続けた青年は、面接の最後に「とりあえず仕事します。もう来ません。でも、何かあったら、また来ます」とさりげない再開の可能性を残した別れの言葉を僕にくれた。

それぞれが、今この刻に必要な面接ルールを多少脱線しながらの関わりの果て、であった。

これらは、エビデンスにもならない。普通に人が人と関わるなかで生じた一期一会の、ケースバイケースの出来事である。

でも、これは、かれらの平衡失調は、思春期という人生のなかである意味光り輝くがゆえに、その影もひとしお、という取り返しのつかない時期に、必然に生じた出来事である。僕たちのような関わることを許されたものは、そのことに敬意を払いながら、次の一歩を信じ待つことしか、成長変化を信じて待つことしか、できない。

親の戸惑い

思春期を一度経験して大人になった親もまた、わが子の思春期に憧憬と戸惑いと、憂慮を抱く。

親は、これまでのように「子ども」として関わるのは、「思春期」を迎えたわが子には難しいことだと承知している。同時に遠慮と不安と時に恐怖さえも抱く。そのうえで、これまで敷いてきたレールにこのまま乗せ続けてよいのか、強く乗せ続けるべきか、あるいは、ここから脱線したいと訴えるわが子の背中を信じるべきか、戸惑う。

そこには、親自らが、自身の思春期をいかに乗り越えてきたかという実体験と、無念さ、傷み、時に恨みといった感情の残影や、あるいはあのときに、重要な他者により導かれたことへの感謝が大きく心を占めていたり、といった、さまざまな思いが去来している。

そもそも、親も、「思春期」とは一般的に親と一定の距離を置きたがる、あるいは置かねばならない時期であることを承知している。同時に、それが成立するには、親と同等あるいはそれ以上に信頼できる他者の存在が必須なのである。それが残念ながら獲得できないときは、不本意ながら子どもは親を頼る、しぶしぶ親に依存することになってしまう、ということを親に理解していただく必要がある。最近は、この信頼できる他者が、ネット上の他者となっている場合も少なくない。それでもかれらが求めているのは、思春期の課題である親からの精神的離別のための他者であることには変わりない。そのことも理解してほしい。

信頼できる他者が得られないときは、思春期心性に同化する世界観に存在するゲームやキャラクターとの出会いに賭ける。傷つきやすさから羞恥心が強まり、その羞恥心を覆い隠すために肥大させた自尊心を必要とする思春期では、それが現実のなかでは、常に丸見えであり、あるいは容易に解体しまう、役立たずの見せかけの鎧でしかないということも、己自身は知っている。

かれらはその鎧では現実適応ができないことを知っているがゆえに、現実からバーチャルな世界に一時的に避難する。でも、これは何も思春期の専売特許ではない、何かの趣味に没頭するとき、何かに依存するとき、それは、大なり小なり現実からの一時避難であり、現実に適応する力を蓄えるために必要な行為である。これはごく一般的な対処能力であり、対処行動といってよい。時に、それが現実から強く撤退する手段となりすぎて、現実に立ち戻れなくなれば、相応の対応が求められることになる。しかし大多数は、この撤退回避と現実適応をまさにほどほどの平衡状態で維持している。

ネット社会やゲームの存在を、単純に排除したり、個々の事情を無視して一律管理しようとすると、せっかくの平衡維持が機能不全に陥る可能性もあることを、思春期を生きる子の親にはある程度理解していただきたいと思っている。ただ、それも個々によって対応の中身は当然異なるだろうが。

そのうえで、ごく少数の平衡失調に悩む子が受診した際、親は、子どもの最大の理解者と共同療育者としての役割が期待されているが、一方で、子どもの障害を最大に悩んでもいる、ということを僕たちは常に心に留めておきたい。多くの親は、わが子のつまずきを自らのせいと思い、激しく傷ついている。

親、家族を診る

思春期の子の家族、特に親とは、子どもの診察と別に、家族との相互関係性の確立を目指す面接を設定する必要がある。家族の置かれている状況を確認し、家族それぞれの思いを聴く必要がある。家族といっても思いは別々である。心がけておきたいのは、指導的にならず相手の意見を個々に聴き、そこからできることを考えることである。そのためには、関心を共有する姿勢を示し、誰が、どうしたいのかという個々の思いを聴き取り、望まれる転帰を検討する必要がある。聴き方は可能な限り一段低い姿勢を心がけ、まんべんなく聴き続けることである。そこに優劣や評価を加えないことも大切である。わが子の診察なのに、親がこうした相談をすることが役立つ、という実感をもっていただきたいがためである。

親が抱える心配事は、これまで一生懸命育ててきたけれど、これからどうすればよいかわからない、年頃かとは思うけど、言っても聞かない、どう関わればよいのか、という、これまでの支配関係が無力化にいたったことへの戸惑いであったり、私の関わりが悪かったと思う、という支配力不足への嘆き、自己評価の貶めであったり、このままでは一緒の生活は無理かもという、現状を受け止めきれない戸惑いなどである。

親として責任をもって関わるために、どうすれば以前のように従ってくれるかという思いは、親には少なからず維持されている。思春期は、この関係からの脱却を目論む時期であるので、本当は緩やかに関わりの距離を遠ざけることを意識すべきである。しかし、一方で子ども側が、親からの脱却に不安を強く抱いていることもあり、前述の親の思いは、そうしたわが子の心にただ添おうとしているだけの場合でもある。

親離れ、子離れが難しいのは、常である。この関係を切るためには、第三者が登場する必要がある。多くは仲間へ向かうことで自然に距離が置かれる。少数の子どもたちにとって、向から仲間を得られなかったことが、親離れを難しくする。時に、わが子と離れられない、離れがたい情況にある親もいるだろう。それは子どもが親の生きがいのほとんどすべてを占めている可能性でもある。その場合は、家庭のなかにおけるその親自身の位置づけを確認し、自分自身のありように改めて着目する必要がある。親から「私」の問題への転回である。

つまり、子離れするためには、親がどう関われればよいか、だけでなく、親が自分自身とどう向きあえばよいかという、親自身の第二の思春期問題への直面も求められる。そのとき、思春期のわが子の激しい言動が引き金となり、親側に隠蔽されていた虐待・ネグレクトの過去が浮上したり、自らのきょうだい葛藤や家族のなかでのトラウマが追想される場合すらある。

思春期に求められる他者とのかかわり

思春期にみられる葛藤は、信頼関係の樹立をめぐってといってよいだろう。先の僕に向けたかれらの言葉がすべて的を射ていたように、この時期のかれらのまなざしは、ある意味透徹している。

これもまたはるか昔の経験である。

中学をなんとか終え、高校に進んだ彼は、入学後から言いようのない怒りと苛立ちに襲われ、自室の壁のあちこちに穴をあけ、教室では教師への反発や、ほんの小さい出来事からの大きな暴力がなかなか止まらないでいた。自己制御を希望して受診した彼にとって僕は、その多くが事後処理対応者でしかなかった。飲酒や危険な行為をするたびに、家族との間を取りもち、彼と向きあい続けた。

二年目の秋、彼がとてもすっきりした表情で現れ、夏休みの出来事を語った。結局自分でもどうしてよいかわからず、夏休みに放浪した。その途上、雨に打たれたときに軒下を貸してくれ、食事も提供してくれた家族と出会った。そこでどのような会話が交わされたかはわからないが、彼は「人って信じられるんだなぁと思って。ちゃんと生きようと思いました」と語り、自ら外来通院を辞めた。一年半後の春に、彼が無事に高校を卒業したことを、母からの連絡で僕は知ることができた。

僕は彼から、日常のなかでの出会いは人を変える力があることと、機が熟すときが必ずあることを、学んだ。

僕は、思春期は、特に信頼関係の樹立のためには、必要な他者との結びつきが求められると考えている。第二の思春期を生きる親の一部、ごく少数に、医療的関与が求められるとき、その課題も、やはりこの結びつきの問題である。

第一の思春期では、これまでの上下関係から精神的に並行あるいは逆転した関係性のなか、この関係や社会との結びつきに信頼を置けるか否かが鍵となる。さらに親に出現する第二の思春期では、それまでなんとか誤魔化して生きていたなかで、わが子の結びつきをめぐる葛藤を目の当たりにし、自らの信頼先への不安と戸惑いからその根拠を知るにあたり、これまでかろうじて作り上げてきた結びつきの心許なさが浮上する刻でもあるのかもしれない。

既知の子ども時代から、未知の大人世界へ足を踏み出すには、理屈ではなく、そこでも他者と結びつくことができるという不確実性を、思春期という一瞬にどれだけ確実なものに、あるいは完成することができるかにかかっているといえよう。

先の青年は、見ず知らずの利他の行為に心が動かされ、結果他者と結びつくことへ足を踏み出すことができた、と理解している。

大多数の子どもたちがなんとなく過ごす思春期の、ごく少数の、そのなかでもごく少数の方との出会いとは、ある意味、針の穴に糸を通すようなものである。それでも、いやだからこそ、相応の意味ある出来事にしたいと思う。

五　ひろげる

第一三章　虐待してしまう親への支援

一九九〇年代、僕は、当時勤務していた精神科病院の児童部門で出会った、虐待されてしまう子どもたちと、虐待してしまう親についての小さな報告を行った。

もう一つの子どもの臨床

一九九〇年代は僕たちにとって、「子どもの虐待」問題がさまざまに取り上げられた頃である。児童相談所で児童虐待相談処理件数の統計を取りはじめたのも一九九〇年からである。それを受けて二〇〇〇年、わが国に児童虐待の防止等に関する法律が成立し施行された。僕が児童部門での臨床の仕事から去ったのは、この法律が施行された翌年である。それまでの数年は児童相談所と本当に手を携えて、多くの矛盾とも向きあいながら、まさに手探りで関わっていた時期でもあった。

僕はその後、発達障害というもうひとつの課題へ歩みはじめた。しかし、虐待、あるいは不適切な養育問題とは、その後も縁は切れず、現在は、その子にある生来的な特性と、その子が育つ環境の影響に対して関わり続けている。

児童虐待問題は現在も一向に解決されることなく、警察保護事例も児童相談所における相談処理件数も年々上昇し続けている。そして、一刻も早く子どもを保護するために、児童相談所の強化が求められている。

対策も当然重視すべきではある。しかし、児童相談所において、児童虐待という問題への取り組みは、相談、介入、保護という視点でみても、単に対応する人を増やせばよいわけではない。ただ、現状では、多くのスタッフが疲労困憊していることも事実である。

子どもたちが自身の被害を訴えることはほぼ皆無といってよい。もし訴えたとしても、現在対応するシステムは脆弱というか、結果的に子どもたちに大きな忍耐と生活のつらさを提供することにもなりかねない。結果、訴えたとしても子どもたちは、不信感と無力感しか得られないだろう。もちろん虐待をしてしまう親に厳しい刑罰を与えただけでは、子どもたちが安心と安全と、信じられる大人、社会を手に入れることはできないだろう。

保護された子どもたちの、その後の日常生活に、ささやかながら関係している僕としては、保護されることと、日々を丁寧に生きることの差異に、頭を抱えている。丁寧に生きるというのは、僕にとって、今この瞬間をかけがえのない刻として自覚して、達成感や成就感を得るだけでなく、失敗や口惜しさや傷みも正しく受け止め、明日もまた生きていこうとする勇気をもつことである。

しかし、保護された生活には、可能な範囲での安全の提供があっても、日々の安心にいたるまでの環境状況を提示することは難しい。

保護された生活を送り、いずれ再び家での生活を手に入れるために、僕は、家族や親、家庭といった環境をより安心できる場にしていく必要性を痛感し、同時にその困難性の前に立ち往生する。

虐待してしまう親の支援のために

一九九〇年代に僕は、自らが診察場面で関わった虐待されている子ども三六名について後方視的な検討をした。男児一四名、女児二二名で平均年齢は九・五歳。同胞ありが七五％のなかで、虐待を受けた子の約七〇％が第一子であった。

主たる虐待内容は、身体的虐待が一八名、心理的虐待が三名、性的虐待が五名、放任（ネグレクト）が一〇名で、当時、全国と比較しても、身体的虐待と性的虐待が多かった。心理的虐待は全国平均では虐待の半数を占めるが、精神科医療で対応する場合、身体的虐待と性的虐待に傾くのはその緊急性から、おそらく妥当なことなのだろう。

主たる虐待者は、実母が身体・心理・放任に多く、実父は身体的虐待に多く認められた。性的虐待は、実父、継父、祖父によるものだった。

虐待を受けた子どもの診察場面で捉えられた心理傾向は、過敏傾向は心理的虐待に多く、不安や抑うつは性的虐待と身体的虐待に顕著で、心理的虐待では認められなかった。自己評価の低さはすべての被虐待児に顕著で、他者とのコミュニケーションがうまくいかない子は、心理的虐待、放任、性的虐待で顕著であった。怒りや反抗的態度は診察場面ではほとんど表出されなかった。

友田明美は、暴言などでは脳の聴覚野が肥大すると言い、これは心理的虐待における過敏さと重なるといえる。

当時、虐待してしまう親、特に母親を対象に、子どもへの感情も検討した。心理的虐待をしてしまう親は、自分に似ている子という感覚が強く、同時に子育ての煩わしさや、子どもからの態度に煽られたような気分になると表現していた。身体的虐待は、面接場面でもわが子に対する思いを表出することは少なく、自分に似ている子で、子どもからの態度に煽られたような気分になると語っている。放任は、子育ての煩わしさという意識はまったくなく、期待に外れたという思いが強い傾向があり、ここに子どもとの情緒的距離の遠さを感じた。

母からの性的虐待はなく、実際に性的虐待を行った父などは診察室に来られることもなかったため、性的虐待について、虐待してしまう親からの聴き取りはできなかった。

当時、家庭状況は、核家族が八〇％、母子家庭が二六％、離婚歴は半数以上の家庭で認められた。経済状況としては、多額の借金などで困窮しているのが四〇％で、身体的虐待家庭の五〇％が経済的に困窮していた。

「虐待してしまう親」の特徴を、主に来院された母からの聴き取りを中心に検討したところ、社会的に孤立していて、精神的課題を抱える親は、身体・心理的虐待に多く、特に心理的虐待に多くみられた。自信のなさは性的虐待を除く虐待をしてしまう親に均等に中等度認められた。身体的虐待をしてしまう親は、体罰中心のしつけを肯定的に捉えていた。なお、性的虐待における特徴はアルコールの問題以外は聴き取ることができなかった。Finkelhor, D. も、性的虐待の前提条件の一つに、加害者自身のなかにある、加害を行うことを踏み留まらせる内的抑制因子が働かないという条件を掲げ、アルコール・薬物は、加害意識を黙殺する働きがあると述べている。

「虐待してしまう親」の特徴としては、親自身が子育てに自信がもてず、社会的に孤立していることで、確かな相談ができないこと、しかも、社会生活において経済的にもかなり困窮している状況にあるといえる。

性的虐待については、なかなか虐待をしてしまう親の特徴が把握できなかったが、社会的に孤立した家庭の女児が被害にあいやすく、もう一人の親が監視能力を欠いた場合は、性的虐待を踏み留まらせる外的抑制因子が働かないと述べている Finkelhor の指摘は重要である。

よく言われる、自分自身が過去に受けたのと同じことを行うという指摘からは、体罰の肯定感が納得できるかもしれないが、少なくとも虐待をしてしまうのは、こうした伝承だけではないといえる。

そこで、主に虐待をしてしまう母に、配偶者を評価してもらった。すると、母からは配偶者への課題、不満が激しく噴出された。

虐待してしまうすべての家庭で、母は妻として配偶者が「精神的支えになってくれていない」と語り、孤立感は、社会だけでなく家庭内でも同様に存在しているといえる。次いで多かったのが「経済的支えにならない」「浪費癖、借金」「配偶者への暴力」などで、虐待してしまう母親もまたドメスティック・バイオレンスを受け、物心両面で孤立している姿が認められた。

当時の僕の結論は、まずは子育ての中心的役割を担う母親を対象にして、虐待をしてしまう役割を担う要因を探り、個々の精神的支援と、具体的な子育て支援としての保健師との連携、経済的支援のために弁護士の介入を依頼するといった対応策を、子どもへの対応と並行して行うべきというものだった。実際にこうした連携で支援したのが七二％、治療が継続したのが、子どもで七〇％だが、親では五五％に過ぎなかった。

二〇年以上も前の調査結果を述べることに、どれほどの意義があるのかと問われれば、返す言葉もない。当初から計画を立て、倫理委員会にかけ、同意を取って、という手順もなかった。ただ、常に現場で行っていたことを後方視的に検討し続けていた。かなり主観的な考察結果かもしれないが、実は、現時点での僕の臨床的感覚と大きな差異はないように感じている。今考えると、課題は、もちろん、虐待されてしまう子どもへの対応をより深めるだけでなく、当時乏しかった虐待してしまう父親への介入と、虐待してしまう母親というよりも、母親という役割をもって子育てをする方々への心理的介入と連携、環境調整といったものであろう。

現在の虐待された子どもと虐待してしまう親の支援

子どもへの対応という面では、子どもの生活環境が、自宅か、社会的養護施設か、または入院生活になるかで、それぞれ異なる。

自宅生活をしている場合は、何をおいても継続的通院に家族、特に主たる養育者の協力が必要不可欠となる。そこにおける養育者への配慮、接遇が結果的に子どもとの関係作りに影響を与える。経過途中で、主たる養育者自身が自らの育ちに向きあいたいということで、通院者となる場合も少なくない。母としての面接と、一人の悩める大人としての面接を、ある程度区分けしないと、治療目標が混沌とするが、実は親もまた何かしら救済を求めている。さまざまな技法が開発され実践されるなか、僕はクリニック全体が安心で安全な空間であることの呈示に苦心している。

社会的養護の場合は、その子の生活環境が施設と学校という二つに分離していることが多く、そこここで示す言動が不連続的であることが、虐待された子どもが示す行動特性であろうと痛感する。結局は、施設内と校内でその子がそれぞれ信頼できる大人と出会えているかどうかが大きな鍵となる。そうした大人が一人でもいれば、大丈夫である。子どもとの出会いも重視するが、僕は、その頼りになる大人を精神的に支援することもとても大切なことだと思っている。

入院治療の場合は、薬物も含めた医療行為が前面になりやすいが、基盤にあるのは、これまでのつらい生活から離れた休息目的の入院であること、しばし休めたのちに、これまでのことや、これからのことを一緒に相談するために、病棟に二四時間大人がいることを説明する。ポイントは、病棟スタッフが人は変われど連続的に自分に関わり続けているという現実を提供できるか否かである。

虐待されてきた子どもは、本当に自己評価が低く、それを当然のように思い、微妙な塩梅で、対人関係を営むことができない。本当に不器用に感情を封印したり発散したりする。子どもたちは、そのことへの気づきも曖昧なまま、また今を生きる、という賽の河原の石積みのような継続性のない関わりを痛々しく行い続けている。

その刹那的な、一瞬いっしゅんに、自身が漏れ出ながらも、どんどんと消えては現れる新たな自分に戸惑い、己自身と関わり続ける子どもたちに、僕は、どれほどの連続性をもって向きあえるかが鍵であると思っている。

知られることは恐怖であり、不安でもあるけれど、知られることが、わかってくれたという体験に変化する経過は、どこか安心と安堵を生む。僕は面接のどこかで、少し意外で、半分安堵した表情に出会えると、まれではあっても、ほっとする。ただ、その刻は、継続していると実感してもらう必要がある。生きる時間がつながり結ばれ続けているという実感を、僕は子どもたちにもってほしいと願い、出会い続ける。

虐待してしまう父親とは、おそらく臨床現場で出会うことは少ない。僕の経験では、児童相談所からの提案で、一定期間通い続けた父親が数名いる。しかし、いずれも、いつの間にか、足が遠のかれてしまった。ある方は転勤で、ある方は離婚が成立し、といった環境変化による中断である。

最近ニュースなどで報じられる虐待してしまう父親は、子育てにおける父子関係よりも、その子を育てる母との関係、つまり夫婦関係に課題があるように感じる。子どもの社会性は、主たる養育者である母のしつけによって獲得される。父はその母のしつけを容認し委託するが、そこには、そのしつけの土台には父の意向があり、そこを母が汲んでいるという関係がないと成立しない。子どもの言動に対して父が厳しく、暴力的に関わる背景には、母子関係に介入する態度で、そこには、母に任せられないという支配力の誇示や、母子間ですべてが完成されてしまうことで自らの存在理由が希薄になってしまう不安感が隠れているのかもしれない。あるいは、子どもが母よりも父の指示に従おうとしないため、母よりも立場や権力が低いと父自身が子どもに評価されたと判断し、そこに怒りを覚えて暴力的になる場合もあるかもしれない。

先の調査にあったように、配偶者が支えにならず経済的にも力にならないということは、父である男性も、無力感、無能感を自覚している可能性があり、身近な妻や子どもを暴力的に支配することで、閉鎖的ではあるが有能感、万能感を得たような錯覚を抱くことになるのかもしれない。すると、その暴力的な関わりに父である男性は依存し、支配行為はよりエスカレートしていくことになってしまう。

無力感、無能感を自覚しつつも、現状の支配的な対応で、有能感、万能感をかろうじて得ている場合は、医療機関に相談しにくいのは、ほかの多くの依存症を抱えている方と同義であろう。

対策は、治療的関与よりは、親が親という存在と望ましい対応について学ぶだけでなく、自身にある自己評価の低さと、そのために支配や暴力などに依存してきたことに気づくことが求められる。

そのためには、親である前に、一人の人としての関わりのなかで、精神的なバランスを取るための受診や、親としていかに関わるかを、映画『クレイマークレイマー』（ロバート・ベントン監督、一九七九年）のダスティン・ホフマンのように、何かしらの強制権のもとで学ぶことができるシステムが作られる必要もあるといえるかもしれない。


虐待してしまう母親への対応は、母親もまた虐待される子どもと同じ問題の対応・支援・治療を必要としているということを前提にすべきである。

そのためには、母親自身の育ちの歴史の聴き取りが大切となる。育ちのなかで、共感された経験が乏しい場合は、対人関係を被害的に受け止めやすくなるだろう。現在の親との関係性に支配され続けているという印象があるかどうか、も点検する。支配されている感覚が強いと実感されている場合、わが子を支配できていないと叱責注意されると、支配されている感覚が痛みとして生々しく思い出される。すると、あえてわが子を強く支配することでイーブンにしようとしてしまうかもしれない。支配関係は、時に、母親と医療機関や教育機関との関係に投影され、相手との関わりに、服従・依存か反発・拒否という二項対立的な関係性を作り出してしまう危険性がある。それはどちらも主体性を欠くため、不全感、無力感を導く。支援者との関係においても、被害感や、見捨てられたらという不安感などが生じてしまうこともある。

虐待してしまう母親との出会いとその後の対応については、新たな支配関係にいたらないよう、できるだけ自主的に自己選択してもらい、その結果が良くても悪くても受け入れるように応援すべきであろう。常に、相談ができること、失敗しても叱責されず、見捨てられず、成功してもさらに次を狙うような指示もされない、ということが保証されるなかで、正しく自己評価ができ、自身を認め、愛することができるようになることを目標にしたい。自身で自身を愛することができて、ようやく他者を愛することができる。同時に子どもから愛されることで、自分を愛してよい存在と自覚できるはずである。

やはり親とは出会いたい

昨今の虐待防止は、虐待される子どもをできるだけ早期に保護するほうに力を注ぐことが求められている。これは当然のことであろう。しかし、同時並行で、虐待してしまう親の保護と支援にも力を注ぐ必要がある。

子どもにとって、親は両価的な存在であり、自分の一部でもある。子どもは親と離れたことで幸ある人生を手に入れた方もいれば、虐待経験をもちながら長い時間の果てに今は生活をともにすることで幸ある人生にいたった方もいる。

虐待行為もひとつの関係性の姿と理解すれば、関係性は抹消されるだけでなく、よき変容を目指したい場合もあるはずだ。でもこれは、そう信じたいという僕の思いだけかもしれない。

最近の虐待事件、親を加害者とし厳罰を与えるという視点が強調されることには一定の合点はいくが、さまざまな要因から虐待してしまう親への支援も考え、実践し続ける必要性はないだろうか。

児童相談所経由で子どもを診続ける関係にいたったときは、めったに親とは出会えない。社会的養護で出会う子どもの親と出会えたことは、ほぼ皆無である。そもそもの関係性が大切にされていないと、僕は感じてしまう。子どもと関わるなかで、どれほど難しいと思われている家族であっても、その子どもの家族である以上、一度も会わずに、子どもだけと関わり続ける臨床はありえない。

僕は、虐待行為が生じる親子関係において、その修復には両者への関わりが必須だと思っている。ならば、児童相談所があるように、親相談所があってもよいのではないだろうか。

全米子ども虐待防止委員会のプログラムの一つである子ども虐待防止研究に関する対策センター所長であったDaro, D.の「親が養育をするときに適切な援助が得られ、地域が家族を支援するようにつくられていれば、子ども虐待は減ると思います」という語りは正鵠を射ているといえ、そこに、この国が行うべき方向性の一つが示唆されたように思うのだが……。

第一四章　親を主人公として診る

一九八〇年代に精神科医になった僕は、不登校の子どもたちとよく向きあっていた、というよりも一緒に遊んでいた。当時の僕は、どうしてわかってくれないんだ、という関わる子どもたちの代弁者として親に対峙していた。

九〇年代以降になって、僕の前に登場する子どもたちは、学校に行きにくい、行きづらい、行きたくないといった以上の「生きづらさ」を抱えていた。同時に同伴する親たちは、わが子とその関係者たちとの関わりに疲弊し、途方に暮れていた。

そのために、僕たち関係者たちと親とが一同に集まり、それぞれの立場を相手に伝え、相手の思いに思いを馳せるための会を作り、それぞれの思いを混じりあわせ、手を携えた連携を目指した。そして二〇年ほど継続したその会も、二〇一八年に解散した。

連携の難しさ

時代が変わりつつあったのかもしれない。それまでは、互いに守りあえる、支えあえるという感覚が、関わりの最後の砦として存在してきた。そのむすびめで、僕たちはかろうじて歩みを進めることができていた。

でも、これまで以上に、皆が個々に傷を負い、その痛みに耐え、孤独を抱えるようになってきた。

二〇一〇年以降からだろうか。関係作りが混沌として、見えない壁にぶつかることが増えてきた。情報の交換は進むが、信頼に裏打ちされた連携、むすびめ作りはうまくいかなくなってきたように思われた。

ただ、それは僕が年老いただけなら、それはそれで仕方ない。

でも、それにしても、少し抗いたい。

これまでは、目の前の子どもたちに大人たちがどのように関わればよいかを議論してきた。しかし、最近になって、僕も確かにそうなのだが、家族、保育・教育・福祉関係者が皆、疲れ、どこからも「守られている」という感覚をもちにくくなっているように感じてきた。

その一つは、個々の思いと組織の考え方に大きな乖離が生じていることがあげられる。ある教育者は、有給休暇をとってクリニックに来て、ともに関わる子どものことで相談をしている。もちろん保護者同意のうえである。勤務中にクリニックへ出向くことができなくなったからである。

ある福祉関係者は、子どもの今後を考えても、組織あるいは上司から待ったがかかり、納得いかない結論に同意せざるをえないと嘆いた。

思いが、熱意が、やる気が、消されていく。

もちろん、そこここの上司の思いも、共感はできないが、説明はできる。

皆、取れない責任を仮想して、手を出せなくなっている。責任は自己に、個人に課せられる。糾弾、非難される。ここにきて確かに、僕たちは、「守られている」感覚を失いつつある。

時代の流れ

一九八三年に精神科医になった僕は、当時、徐々に登校拒否と、引きこもった結果の家庭内暴力に対応していた。この頃の親は七〇年代の生まれである。

そもそも六〇年代は、わが国が高度成長時代として復興と成長を遂げようとしていた時代である。六五年から高校進学率は大きく跳ね上がり、当時の青少年は、この新しい時代への参加に戸惑いはじめた。ちなみに、学校基本調査に「学校嫌い」という項目が追加されたのが一九六七年、つまり不登校が注目されはじめたのである。六〇年代は、大きなエネルギーで前進していく社会のなかで、不全感やなじみにくさが隠れていた時代といってもよいかもしれない。

それが七〇年代になると、それまでの滅私奉公という日本人気質が、自己中心主義へと移行しはじめた。政治への失望や学園闘争が生まれ、一九七五年には特定の範囲に無気力さを示すスチューデント・アパシーという言葉が登場した。不全感やなじみにくさが具現化した時期である。この頃成人だった方が親となり、その子どもたちは、八〇年代後半に中学生となる。中学校教師であった河上亮一は、一九八五年頃から、社会が変わったことでひじょうに傷つきやすく、他人との関係がうまく結べないひ弱さをもった、がんこでわがままな生徒が登場してきたと話している。

この価値観の大きな展開の時期、七〇年代後半から八〇年にかけて、子どもたちの「家庭内暴力」は注目され、自傷行為へと発展していった。河上によると、普通の生徒が、時と場合によって何でもやるようになったと述べ、それは不登校、いじめ、自殺、暴力、学級崩壊などとした。その背景として、社会が物質的に豊かになり、学校で我慢したり努力する必要性がなくなったこと、自由、平等という理念が広まり、好きなことは何をやってもよいという雰囲気が広がったと述べている。

七〇年代を境に、滅私奉公という日本人気質は消え、「やさしさ、自分らしさ」という個人主義が台頭し、同時に傷つくことへの恐れを個々に抱えるようになった。

この「私」だけよければよいという私事化現象は、人間関係のしがらみから脱却でき、滅私奉公から解放され、確かに自由を獲得するという点では肯定的な意味をもつが、社会から引きこもってしまうという短所も生じてしまう。何よりも「私」という存在基盤が脆弱で、思春期になるとその「私」そのものに混乱が生じやすい子どもたちにとっては、意味ある自己実現がはかりにくくなると思われる。

九〇年代、いわゆる発達障害の診断を求める子どもたちが増え、同時にそれまでの攻撃性の外在化は自傷行為、過量服用といった自己への攻撃性へと移行していった。僕が向きあう子どもたちは、徐々に発達障害傾向のある方の生きづらさと不適切な養育から愛着の形成不全を抱えた子どもたちになっていった。

ここに登場してきた発達障害、被虐待問題は、二〇一〇年以降、その重なりが言及され、発達性トラウマという枠組みが登場してきた。

同時に、親もまた大きな時代のうねりのなかで混沌とし、親であることの難しさに直面している。

生活障害のある親としてかかわる

こうした時代の流れのなかで、子どもたちに向きあうと同時に、親に向きあう僕は、親もまた個々に悩みや苦しみを抱えている方であることを強く自覚することになった。

僕はかつてあった、親を共同治療者とする、という考え方にはまったく合意できなかった。親はどこまでいってもわが子の今と先を案じ、過去にたくさんの悔しさと申し訳なさを抱えている方なのだ。

クリニックに来る多くの親が、わが子の状態に悩み、心を痛め、過去を悔やみ、今に戸惑い、未来に大きな不安を抱え、自身を責め続けるという状況に、労いと具体的な情報を提示し、個々の親の状態に応じた対応を心がけてきた。

多くの親は、「私は（母）親失格である」「子どもをどうしても愛せない」「みんなは、本当は私をだめな親と思っている」と口にされるが、それ以上に孤立した子育て状況のなかで、「この子のせいで、私は割にあわない暮らしをしてきた」「責められてばかりで、希望はもてない」「人生は不公平」で、「これからは、誰も信用せず、誰にも頼らず、この子と生きていこう」——でも、その子への向きあいに、とても苦しんでいる印象がある。

僕は、親もまた親という立場を越え「生活障害を抱えた人」という枠組みで見直して、新たな信頼関係作りに努力する必要があると実感している。ともに考える関係から、親として労い支えるという視点で、そしてさらに、より積極的に親を「個」として理解し、時に「個」として支援する必要性があると実感するようになった。

すなわち、親もまた大きな悩みを個々にもっており、心して関わる必要がある。「親の状態に応じた態度」に臨床的な配慮を必要とする場合があるのだ。これはただ安易に事例化することを主張しているのではなく、支援するためには、十分な配慮を必要とする、思いだけでは時に相手をより不快にさせ、傷つけてしまう可能性があるという僕の覚書である。

親の状態に応じた態度に特に留意するとき、その一つが、閉じた親子関係のなかに留まり、周囲と「つながりにくい」親への理解と対応するうえでの態度である。

親としては、ぼんやりと不確かながらわが子の育ちと関わりの要求を満たそうとするが、閉塞的で、周囲に聞くことや尋ねることが十分にできないまま、自己流あるいはメディアからの情報を軸として、留まっている状態のように見える。

僕が幾多の失敗体験の果てに気がついたことではあるが、診察室で、この方と感情的なつながりを構築するには、相応の時間が必要である。その時間の使い方としては、少しでも否定的な印象を相手に与えないよう、言葉を選ぶ。言語的には、きちんとした挨拶からはじめ、非言語的な「頷き」などで思いをわかりやすく表出する。できるだけ受容的、支持的に関わり、決して対応する言葉や態度が侵襲的にならないよう配慮する必要がある。前回話した内容と少しでも食い違いがあると、相手を戸惑わせてしまい、ようやく開きそうな窓も閉じてしまうことになる。構造的な安心感の提供も大切で、受付から帰られるまでの対応のパターンを保持し、通院の時間帯や曜日も一定程度、固定するほうが望ましい。

時に、こうした閉塞的な母子一体感が心身に負担となっているにもかかわらず、上手に外部にＳＯＳを発することができない場合もある。結果的に、不適切な関わりとなったり、ボンディング障害と呼ばれる場合もある。
また、子どもにある育てにくさの要因や、周囲の支援の濃淡、親の年齢のほかに、いわゆる産後うつ病の鑑別も必要となる。

二つ目は、わが子への向きあい方がひじょうに不安定になりがちな親への理解と関わりである。

この親は、子どもとの境界線が適切に維持しにくく、よいときとよくないときが不安定に浮遊する。すると、子どもも現実に頑張って留まろうとしたり、どうにか離れようとするが、自身のひ弱さに気づき、親元に戻る。そうしたわが子への関わりに、親として、極端な様相となったり、愛おしく思えないときでさえも受け止めないといけないという思いに強く悩む親がいる。

そのときの親はわが子への愛と憎しみのなかで葛藤するが、時にそれが自身の育ちの場面と重なりフラッシュバックされることで、自身の育ちに対する怒りや自己嫌悪に苦しむこともある。

僕は、関わりのなかで戸惑いを抱く。親であるかれらは、同意や指示を求める一方で、それを僕からの支配のように感じ、傷ついてしまうこともある。さらに、拒否されたりしないかと不安も抱く。その結果、治療者やクリニックの器全体が依存と攻撃の対象になりやすくなる。

ほかにも僕が失敗から学んだことは、明確化、直面化は急がず、しばらくは支持的に丁寧に落ち着いて、語彙を少なく対応することであった。できるだけ一緒に考えるようにするが、それは僕が答えを知っているうえでの討議ではなく、相手の意思をあくまでも最優先していくことで、手詰まりになったときにのみ、僕の意見、あるいはできそうもないけど一般論として、という枕詞を使用する。

こうした親の基盤にあるのは、感情調整のつまずきであると仮定している。病態の深刻度としてうつ的、衝動的、精神病のレベルかを見極める必要はあるだろう。さらにあくまでも消極的にではあるが、複雑性ＰＴＳＤの存在や、自らの育ちにおけるアタッチメントの形成不全をゆっくりと確認する。

いずれにしても、その病態に引っ張られすぎないことで、あくまでも子どもの育ちを第一とする。

どうしても親であるかれらに深い対応が必要な場合は、少なくとも僕が親との関係性がある程度できていると実感していること、親自身も自分の問題に多少なりとも気がついていること、この二点を前提としたうえで、クリニック全体で抱えきれるかをスタッフ全員で検討する必要がある。守るべき構造が壊れてしまうことがないように、留意する。

三つ目は、子どもとの安定した関係が築けず、過干渉、支配的、あるいは回避、あるいは他者へ依存的・攻撃的になる親である。

この親は、親としてきちんと対応すべきという思いやこのまま自立させてよいだろうかという葛藤が強い。育ちの歴史のなかで、わが子は自分の一部であり、ひとりの人格として認めがたい思いが隠れている。すなわち、離れていくことへの喪失感におびえ、いらぬお世話を焼いてしまう。そこには「あなたのため」という構えからの支配があり、結果、褒めて自信をつけて自立させていくよりも、できないことを指摘して、わが子を自分に留め置こうとしてしまう。

僕は親へは、あくまでも支持的に対応しながら、いずれは子どもの成長を喜びあえるような関係作りを目指そうと努力する。しばらくは、診察場面で子どもにはできなさが問題視され指摘されるようなことが多くなるが、その長い時間の間、子どもがささやかでも自信がもてるよう、クリニック内で、僕以外（その多くは心理士やケースワーカー）の応援団を組織する。僕が応援団長になってしまうと、親の見解を否定することになるため、子どもの通院が中断する可能性がある。

ただし、僕と親とで関係性ができてくると、時にその親自身が、配偶者からの暴力的、経済的支配を受けていたり、今もって高齢の実親の精神的支配下にあったりすることを表出することもある。

状態としては、子ども時代からしっかり者で気遣いが目立ち、他者配慮型で過剰適応型、その一方で不適切な摂食、自傷、ギャンブルや買い物、アルコールなどへの過剰な傾倒が認められることもある。

親にも個別によりそうために

僕自身も親歴が長くなったからかもしれない。子どもの思いとは別に、出会った親の人生を想像し、親の思いにいかによりそうべきかを考えるようになった。

ただ、それ以上に三世代にわたる時代的変化と価値観の変遷に飲み込まれてきた育ちの過程は、伝達される心の一部に大きな影を落としているようにも思える。

今、われわれが向きあっている親は、二〇〇〇年以降に親になった方で、七〇年代の大きな展開期に生まれている。その親は、家父長制最後の五〇年代に生まれている。この三世代のなかで制度の崩壊、家族や社会のありようはかなり大きく変化している。

これまでの子どもの精神科外来臨床は、訪れる家族、特に親を労うことであった。しかし、ここ一〇年に満たない間に、精神療法的に心して関わるべき親と向きあうことがとても増えてきたことは強調すべきではないだろうか。

連携をうたい、むすびめ作りを大切なこととしてきた僕にとって、最近の臨床は、その対象も広がり、関わりも深くなってきている。

われわれは、次第に見えるつながりを失い、ただただ傷つきやすくなっているのではないだろうか。少なくとも僕はそうだ。実際の臨床場面でも、つながれない、つながりにくい、個々の負担だけが大きい、といった事態を目にしやすい。

そのなかで、「親」もまた、個人的に生きづらさを抱えた生活障害の当事者である場合がある。その場合、かなり丁寧な視点で親と向きあわないといけないということに自戒を込めた。

これは、日々の臨床のなかで摩耗してきた僕が、このたび、世界的な新型コロナ・パンデミックのなかで、皆、被害者でも加害者でもなく、均等に当事者であると意識することが求められていると気づいてきたことが影響していると思われる。対話こそが精神科医療の芯であったことに、改めて気づくことができた。

同時に、対話には、相手と自身の思いを想像し、内省し、誤解があれば丁寧に謝罪してやり直ししていくことが求められる。衝突の次には和解がないといけない。

医学のなかで、精神医学のように、疾患概念あるいは障害の状況変化を遂げている分野はほかにないのではないだろうか。だから僕は、精神医学が好きだ。

三〇年を過ぎる臨床経験が、結果として大きな役に立つことはなく、常に新人のように柔軟に新鮮に向きあうことを求められる分野もほかにはないだろう。だからこそ、まだ辞められない。

六　おわりに

第一五章　明日を信じ、明日に向かって

最後に、子どもの精神科臨床において、変わらないことと変わらざるをえないことを書き留め、僕自身の明日からの道標としておきたい。

本書は、ただただ、「関わり」を考え続け、関わり「続ける」ためには、どうしたらよいか、を僕の個人的思いのなかで書き続けてきた。特別な手技、手法をもたない僕にとっては、どのように出会い、いかに対話をはじめ、続けるかが、常に臨床の支えとなってきた。これは、今も変わらない。

ただ、関わる対象に対しては、いろいろと変化が生じ続けていると感じている。

僕が子どもの臨床に関心をもった時代は、何度も記してきたように、不登校との出会い

であったといっても過言ではない。僕は児童精神科医になろうと決意し、その流れから、発達障害へと進まざるをえなくなった。

かつて登校できない子どもは、診察室で、言葉にならない思いを抱き、悩み続けていた。僕も一緒になって社会と少しだけ闘いながら、悩み続けた。しばらくすると、不登校しながらも、相応な明るさをもった子と診察室で出会うようになった。登校が大きなテーマではなくなったのかもしれない。ただ、その子どもたちは、自分がどこに所属できるかに悩み、居場所を探しているように見えた。

居場所が見つからない、あるいは排除されたような感覚をもったかれらは、徐々に静かに一人で悩むようになった。家でよく知らない人とゲームをしたり、自傷し、過量服用する子どもと出会うことが増えてきた。そして、その子どもたちの悩みは、生き続けることのつらさ、どこに向かって、何のために生きるのか、そこに悩み続けている。

多様性といわれる時代のなかで、それでも戸惑う子どもたちと出会い、僕は以前のような、しばらく学校に行かないという視点では、立ち行かないことに気づいた。

かれらにある未来に生き続ける価値を作れていないとすると、それはかれらの責任ではなく、先を生きる僕たちが、魅力ある未来を作り示していないせいではないだろうか。

「僕たちに何を託そうとしているのですか」と、僕は子どもたちに問われているような気がしてならない。

「発達障害」に思う

発達障害に関しては、その裾野が拡がりすぎている。スペクトラムという言葉は、その拡がりを包摂した用語に過ぎない。僕自身は、それぞれに認められる個性ともいえる特性が、生活するうえでの支障となっているか否かという視点で、生活障害という用語を念頭に置いて関わっている。

実際、発達障害と診断した子どもたちになかには、医療の応援を必要とせず、穏やかに、生き生きと生活している子どもたちが少なくないことを経験する。ただ、その一方で思春期や就労後という環境状況の危機的事態において、その特性が生活のしにくさに波及したとき、僕たちは再会することも少なくない。

環境や周囲の理解によって目立たずにすむ場合は、再会はない。僕たちが再会するときは、生活障害が顕在化したときである。

発達障害に関しては、理解と支援が進んでいる、といえる。しかし、それは、あくまでも「発達障害」を理解したに過ぎず、さらに支援は規制の枠組みのなかでの工夫に留まっている。

生活障害のあるその人への理解と支援にはいたっていないのである。理解は、それを踏まえて工夫した実践によって活きる。支援は、その人の力がきちんと表出できる生活環境を呈示するべきである。しかし、現状は、「特別支援学級」での対応や、「障害者枠雇用」という枠組みを提案することが中心となっている。

でも、固定した枠を準備してそこに当てはめようとすると、個々に丁寧に関われず、どうしても不自然かつ無理な試みに終わる。

それは、「障害」として発達障害の特性のマイナス面が強調されたことと無関係ではないだろう。それまで知らなかったこと、理解されていなかった時代には、相応の不幸があったといえる。しかし、理解が医学モデルに偏りすぎたことも問題を作っている。今後、かれらの生活のつまずきを大きくしない生活環境作りに僕たちはさらに努力するべきである。

「連携」に思う

そのときに、求められるシステムが「連携」である。

手探りで実践していた過去、僕たちは戸惑いながらも個々に最善な関わりを求め、多職種で手を携え、助けあい、努力しあった。

その努力のなかで、僕たちは連携のありがたみを知った。一度築いたむすびめは、何年たってもほどけることなく、つながり続けていた。

しかし、僕のむすびめも、二〇年以上経過し、さすがに劣化した。多くの仲間が定年退職していった。

クリニックにいる僕には、悲しいことに定年がない。ただ、老兵ゆえにいつ去るかの引き際を考えているだけである。

いずれにしても、新しいむすびめ作りは、この二〇年の間で疲弊した関係機関との間で形成しにくくなってきている。

人の動きも変化してきている。つながるための時間を差し出しあう余裕がなくなった。危機管理から情報の共有が困難になった。いろいろと原因をあげることはできる。しかし、僕は、今一歩それぞれが踏み出すことに躊躇している印象が拭えない。踏み出すことは、枠を越えることである。この一〇年以上で、僕たちは、自己責任の重圧のなか、枠を越えることに大きな不安を抱かざるをえなくなってきているように感じる。

また、個々の業務における重責からの疲弊感が、あともう一歩を踏み出しにくくしているとも思われる。

子どもに関わる支援者は、本当に昼夜を問わずに働き続けている。しかし、その多くは、誰にも見られない影の努力で終わっている。成功例は誰にも知らされず、失敗だけが広く流布され、批判される。

失敗は隠蔽されず、検証されるべきであるが、失敗から学ぶこともあり、それを活かせる力は残してほしい。

疲弊感を払拭できない背景には、そこまでしなくても、所詮……という思いや、組織のうしろ盾のもろさもあるように感じる。認めてもらえない、褒めてもらえない。甘いかもしれないが、僕たちもまた、ただの人である。

新しい連携システムが必要なのかもしれない。

連携とは総力戦である。

教師が子どもの未来を作るとは、確か Adler, A. の言葉である。僕は、関わるすべての大人が子どもの未来を作ると言い換えたい。

これは、職務規約ではなく、思いであるが。

「発達性トラウマ」に思う

さらに、より複雑な状態が医療モデルに侵入してきた。

発達性トラウマ障害の登場である。

僕自身、発達障害が顕在化した当初に関わってきた方々を想起すると、ああ、本当はこちらのつらさだったんだと思い知らされることも少なくない。

今は、発達障害と診断されてきた方のなかに、さまざまな外傷体験があることに気づくことが増えてきた。

特に社会的養護の子どもたちと関わっていると、単純な発達障害と判断できる例は一人もいないことに驚き、そして納得する。

またそもそも、子どもの精神科医は、ソーシャルワーカーで、ファミリードクターでもある。当然「児童」の枠を越えて成人の親をまた個別の相談者として診察する機会がある。最近はそれがかなり増えてきている。そしてそこでは、相談者である親にもまた外傷体験の存在が少なくないことに気がつく。

従来、発達障害と診断される子の親もまた発達障害傾向があるといわれてきた。当時から僕は、ではなぜその親の傾向が子ども時代に顕在化されずにすんでいたのか、不思議だった。

子どもの診察場面に登場する親に認められる生活の課題の多くは、発達障害の障害基準からすると閾値以下で、生活障害にはいたらないことが多い。

それでも関わり続けていると、子ども時代から、就職、結婚後にいたるなかで受けた外傷体験を聞くことが少なくない。

時代が、こうした出来事を、つまびらかにすることを容認したといえるかもしれない。多少は、こうした告白ができる安全感が醸し出されてきたともいえるかもしれない。ただ、僕を含め、多くの臨床医が、このことを十分に受け止めることができているかといえば、正直、僕自身は鋭意努力中ですと答えるしかない。

確かに、努力はし続けている。それでも、僕の共揺れ能力は衰え、力不足である。だからであろうか、今の新しく難儀な山を前に、僕は一人で立ちすくむ。

「クリニック」に思う

僕はこれからどのくらい、臨床の時間をもてるだろうか。

目の前のあなたを理解したいと思い、さまざまな仮説を立て、関わりの手立てを模索してきた。

どこかで、なんとかなる、はず、という思いを持ち続けている。僕は私人としてはかなりの悲観論者であるが、精神科医としては、可能な限り楽観的でありたいと思っている。だから、私人の刻が多いと、心身がとても不調になるのだろう。

本書のもととなった連載を書きはじめたときは、クリニックができて二年ほど経っていた。スタッフも僕もまだ若かった。

この八年で、守備範囲は拡張してきた。生活障害を普段の生活に戻すためのケースワークである以上、注文に応え続けるニッチ産業が僕の臨床である。

ただ、僕にある共揺れ能力と応援し続ける力にも陰りがある。それを補償してくれる、第一章に記した言葉へと円環する。

それは「クリニックは総力戦によって成り立っている」である。

八年の間で、スタッフにも当然変化が生じた。

僕は、小学生の頃、たぶん不登校で家にいたときだと思うが、テレビで吉永小百合主演の映画『伊豆の踊子』(西河克己監督、一九六三年)を観た。その映画の最後に主人公の男性が「今人に別れてきた」と言う台詞に、強い傷みを感じた。それ以来、関わる人がいなくなること、変わることに、いつも大きな不安と傷みを感じ続けている。

八年の間に生じた変化は、そのときの傷みを思い起こす。

これまで僕は九年以内で職場を変えてきた。しかし、意識しての転換は六回のうち二回だけである。でもどこかで、傷む前に変わることを望んでいたのかもしれない。

九年目を前に、二〇二一年、クリニックは別のビルへ移転した。スタッフが増えたことで、これまでの空間が手狭になったからでもある。これも必然的な偶然であろう。

そこでまた新しい人と出会う。

訪れる利用者の状態に対し、限られた診療時間のなかで、丁寧な対応と臨機応変な対応のバランスをどう作り上げていくか、まだまだ僕には課題が続く。

それでも一応の納得できそうな関わりを目指し、成長変化し続けるクリニックの総力に守られ、「非日常のクリニックで、せっかく来ていただけた方々に、どれほどの緊張や不安があろうとも、日常に帰すときには、少しは心がほぐれ、来てよかったとまではいかないまでも、来るんじゃなかったという思いにいたらしめてしまうことだけは防ぎたい。これはこれで高いハードルだが、いつも飛べない高さではない。でも飛びきれないことのほうが多い。だからこそ、いつかは飛べることを信じ精進する」という第一章の誓いに今一度立ち返る。

そして、「クリニックも、そして僕たちも、来ていただける方と一緒に、日常のなかで成長発達していきたい」と新たな誓いを記す。

また、明日もクリニックの日常がはじまる。

みじかいエピローグ

本書は「児童精神科治療の覚書」という表題で、一六回、八年にわたり書かせていただいたものをもとにしている。

ひとつ「コロナと臨床」という原稿は、今はまた大きく変化しているものなので、本書には掲載しないことにした。

ただ、感染状況が落ち着いてきた二〇二一年一一月にあっても、僕はまだ不安のなかにいる。

ここでは、「コロナと臨床」に記したなかで、今も僕の思いと重なっている部分だけを修正して抜粋しておく。

今も、僕は自分が感染者になった場合、患者さんやスタッフにうつしてしまうのではないか、という不安がある。そうでなくても、この現場で仕事をしてもらうことでスタッフを常に危機に直面させてしまっているという申し訳なさがある。同時に、医療機関なのに、感染発生を防ぐことができなかったという世間一般への申し訳なさに予期不安を抱いている。

僕が抱えている新型コロナウイルスから生じる、申し訳なさ、自己責任といった課題に関して、自己保全、我が身大切という自己中心さに自己嫌悪に陥っていたとき、目にして一読した「なぜ病んだ人たちが謝らないといけないの」というタイトルのチョハン・ジニの文章は、納得し、安堵させるものだった。彼は「感染よりも怖いのは周囲の非難である」「(この感染症の)苦痛は細胞にのみ存在するのではなく、社会的関係に存在する」「わたしたちの目的はウイルスとの戦争自体ではなく、わたしたちの日常を危険から守ること」、そして「わたしたちに必要なのは病んだことを申し訳ないと言わない世の中だ」と述べていた。

僕は、自分が感染者になった場合、どのように謝罪するべきかを常に頭の片隅に置いていた。今の社会は「病んだことを申し訳ない」と謝罪させる。少なくとも、病んだ人に対して、まず糾弾すべき点がなかったかを点検する。そこにある誰かを責め、追いつめようとする思いが、感染防止の動きであると誤解されている。

だからかもしれない。僕は僕のせいで被害者を作りたくないと思いながら、自分が責められることへ恐怖感を抱いてもいたのだ。もし窮したら、僕は自己欺瞞のなか、隠蔽してしまおうと思ったかもしれない。社会のなかでつながりあえていないというのは、互いに赦しあい、支えあっている、という社会への信頼性がないことを意味している。

そのなかで、チョハン・ジニは「必要なのは病んだことを申し訳ないと言わない世の中だ」と強調したのだ。

世界中に蔓延した新型コロナウイルスによって、僕たち人類は、今一度本当の意味でつながりあえるかを確かめる必要があるのだろう。この一見つながれないとみえる社会のなかで、真に「つながりあう」ことの大切さを気づかせようとしている、と捉え直せる気がしている。

僕たちに必要なことは「信頼のもとでつながりあう」ことなのではないか。そう思うことで、僕は自分の不安を軽減し、明日からも診察室で過ごそうと思う。

信頼のもとでつながりあう、これは、まさしく僕の普段の臨床と重なる。

最後まで読んでいただき、ありがとうございます。

本書は、覚書というよりは僕の独白、世迷い言に過ぎないようなものです。ただ、これまでにないクリニックでの臨床を通して、過去のことやこれからのことを行き来しながら、本当に好きなように書かせていただきました。いつもギリギリの原稿を待っていただきました遠藤俊夫さま、本書の企画と、とても丁寧な編集作業を行ってくださいました植松由記さまに深謝いたします。

そしてもし、本書を読まれ、子どもの精神科臨床に興味をもっていただき、この道に進んでもよいかなと思った方が、一人でもおられれば、本当に幸せです。

二〇二一年一一月

田中康雄

文献

第一章

西丸四方『やさしい精神医学』南山堂、一九七五年

ハンス・イェルク・ヴァイトブレヒト（切替辰哉訳）『臨床精神医学　第3版』医学書院、一九七四年

Kanner, L.: *Child Psychiatry. 4th ed.* C.C.Thomas, 1972.（黒丸正四郎、牧田清志訳『カナー児童精神医学　第2版』医学書院、一九七四年）

小澤勲「わが国における幼児自閉症論批判（14）」『精神医療』一二巻四号、三八三―四〇九頁、一九八三年

第四章

山住勝広、ユーリア・エンゲストローム編『ノットワーキング―Knotworking 結び合う人間活動の創造へ』新曜社、二〇〇八年

Kanner, L.: *Child Psychiatry. 4th ed.* C.C.Thomas, 1972.（黒丸正四郎、牧田清志訳『カナー児童精神医学　第2版』医学書院、一九七四年）

第五章

Morrison, J.R.: *The First Interview*. Guilford, 2014.（高橋祥友監訳『精神科初回面接』医学書院、二〇一五年）

Korchin, S.J.: *Modern Clinical Psychology: Principles of Intervention in the Clinic and Community*. Basic Books, 1976.（村瀬孝雄監訳『現代臨床心理学―クリニックとコミュニティにおける介入の原理』弘文堂、一九八〇年）

西丸四方「分裂病か心因反応か」『信州医学雑誌』三巻、三五〇―三五二頁、一九五四年（近藤廉治編『精神科の臨床から（西丸四方の本1）』一―八頁、みすず書房、一九九一年）

山下格「誤診のおこるとき」『こころの科学』一六四号、一八―二四頁、二〇一二年

北村俊則『精神科診断学概論―病理所見のない疾患の概念を求めて』北村メンタルヘルス研究所、二〇一三年

神田橋條治『精神科診断面接のコツ』岩崎学術出版社、一九八四年

茅野淑朗『Schizo-Oligophrenie　統合失調症様症状を呈する発達遅滞』創造出版、二〇〇六年

藤元登四郎「解題」茅野淑朗『Schizo-Oligophrenie　統合失調症様症状を呈する発達遅滞』三一一―三三一頁、創造出版、二〇〇六年

Kanner, L.: *Child Psychiatry. 4th ed.* C.C.Thomas, 1972.（黒丸正四郎、牧田清志訳『カナー児童精神医学　第2版』医学書院、一九七四年）

湯浅修一「『お馴染み』の治療関係―治療者から独立しない人びと」吉松和哉編『分裂病の精神病理

11』二四九―二七四頁、東京大学出版会、一九八二年
湯浅修一「分裂病の治療過程について―治療者―患者関係を中心に」笠原嘉編『分裂病の精神病理5』六七―九二頁、東京大学出版会、一九七六年
井村恒郎「分裂病の心因論（一九五六年）」『精神病理学研究（井村恒郎著作集1）』三〇一―三四一頁、みすず書房、一九八三年

第六章

Sullivan, H.S.: *Conceptions of Modern Psychiatry*. Norton, 1940.（中井久夫、山口隆訳『現代精神医学の概念』みすず書房、一九七六年）
中井久夫「思春期患者とその治療者」『思春期の精神病理と治療』一―一五頁、岩崎学術出版社、一九七八年
中井久夫「精神療法2　分裂病の精神療法―個人的な回顧と展望」土居健郎他責任編集『異常心理学講座9（治療学）』一一九―一六二頁、みすず書房、一九八九年

第七章

牧田清志「診断について」白橋宏一郎、小倉清編『児童精神科臨床2　治療関係の成立と展開』一―一一頁、星和書店、一九八一年
Korchin, S.J.: *Modern Clinical Psychology: Principles of Intervention in the Clinic and Community*. Basic Books, 1976.（村瀬孝雄監訳『現代臨床心理学―クリニックとコミュニティにお

ける介入の原理』弘文堂、一九八〇年）
山下格「誤診のおこるとき」『こころの科学』一六四号、一八―二四頁、二〇一二年
西丸四方「分裂病か心因反応か」『信州医学雑誌』三巻、三五〇―三五二頁、一九五四年（近藤廉治編『精神科の臨床から（西丸四方の本1）』一―八頁、みすず書房、一九九一年）
西丸四方「精神病の鑑別について」『綜合医学雑誌』八巻、一〇五七―一〇五九頁、一九五一年（近藤廉治編『精神科の臨床から（西丸四方の本1）』三一六―三二三頁、みすず書房、一九九一年）
平岩幹男『乳幼児健診ハンドブック―その実際から事後フォローまで』診断と治療社、二〇〇六年
Bronfenbrenner, U.: *The Ecology of Human Development: Experiments by Nature and Design.* Harvard University Press, 1979.
田中康雄「子育てと社会的支援―総論」『そだちの科学』二八号、二―八頁、二〇一七年

第一〇章

Gesell, A., Ilg, F.L.: *The Child from Five to Ten.* Hamish Hamilton, 1946.（周郷博他訳『学童の心理学』家政教育社、一九七二年）
重松清『半パン・デイズ』講談社、一九九九年

第一一章

文部科学省 不登校に関する調査研究協力者会議「不登校児童生徒への支援に関する最終報告」二〇一六年 https://www.mext.go.jp/b_menu/shingi/chousa/shotou/108/houkoku/1374848.htm

文部科学省「不登校児童生徒への支援について」https://www.mext.go.jp/a_menu/shotou/seitoshidou/1397802.htm
斎藤次郎「子どもの時間・学校の時間」『母の友』五三八号、一九—二七頁、一九九八年
国立青少年教育振興機構「高校生の心と体の健康に関する意識調査報告書〔概要〕—日本・米国・中国・韓国の比較」二〇一八年 http://www.niye.go.jp/kanri/upload/editor/126/File/gaiyou.pdf
宇沢弘文『日本の教育を考える』岩波新書、一九九八年
貫成人『フーコー—主体という夢：生の権力』青燈社、二〇〇七年
石戸教嗣『教育現象のシステム論』勁草書房、二〇〇三年
高見順、三木卓編『高見順詩集（世界の詩78）』彌生書房、一九九七年

第一二章

中井久夫「思春期患者とその治療者」中井久夫、山中康裕編『思春期の精神病理と治療』一—一五頁、岩崎学術出版社、一九七八年

第一三章

友田明美『子どもの脳を傷つける親たち』NHK出版新書、二〇一七年
Finkelhor, D.: *Child Sexual Abuse: New Theory and Research.* pp.53-61, Free Press, 1984.
シンディー・L・ミラー-ペリン、ロビン・D・ペリン（伊藤友里訳）「デボラ・ダロへのインタビュー」『子ども虐待問題の理論と研究』四〇六—四一〇頁、明石書店、二〇〇三年

第一四章

内閣官房内閣内政審議室　教育改革国民会議担当室「教育改革国民会議委員から寄せられた教育のあり方に関する意見　河上亮一」二〇〇〇年（https://www.kantei.go.jp/jp/kyouiku/dai2/2siryou7.html）

みじかいエピローグ

チョハン・ジニ（影本剛訳）「なぜ病んだ人たちが謝らないといけないの」『現代思想』（緊急特集：感染／パンデミック――新型コロナウイルスから考える）二〇二〇年五月号、二三一―二三四頁

●著者略歴――――

田中康雄（たなか・やすお）

医療法人社団 倭会 こころとそだちのクリニック むすびめ 院長。北海道大学名誉教授。児童精神科医。臨床心理士。

1985年栃木県生まれ。獨協医科大学医学部卒業。旭川医科大学精神科神経科医員を経て道内の病院精神科勤務、国立精神・神経医療研究センター精神保健研究所 児童・思春期精神保健研究部 児童期精神保健研究室室長、北海道大学大学院教育学研究院教授を経て現職。

主著『「発達障害」だけで子どもを見ないで―その子の「不可解」を理解する』（SB新書、2019）、『ADHDとともに生きる人たちへ―医療からみた「生きづらさ」と支援』（金子書房、2019）、『支援から共生への道Ⅱ』（慶應義塾大学出版会、2016）、『生活障害として診る発達障害臨床』（中山書店、2016）など多数。

僕《ぼく》の児童《じどう》精神《せいしん》科《か》外来《がいらい》の覚書《おぼえがき》
子《こ》どもと親《おや》とともに考《かんが》え、悩《なや》み、実践《じっせん》していること

2022年２月15日　第１版第１刷発行

著　者――田中康雄
発行所――株式会社日本評論社
〒170-8474 東京都豊島区南大塚3-12-4
電話 03-3987-8621（販売）-8598（編集） 振替 00100-3-16
印刷所――港北出版印刷株式会社
製本所――牧製本印刷株式会社
装　幀――臼井新太郎装釘室
装　画――渡邊沙織
検印省略

ISBN978-4-535-98517-9　Printed in Japan